Liebes Leben

Mehr Bäume.
Weniger CO_2.
www.cpibooks.de/klimaneutral

MIX
Papier aus verantwortungsvollen Quellen
FSC
www.fsc.org
FSC® C083411

Bernhard und Magda Bauer:
Liebes Leben

www.edition-a.at

Cover: JaeHee Lee
Gestaltung: Peter Chalupnik

Gesetzt in der *Premiera*
Gedruckt in Europa

1 2 3 4 5 – 19 18 17 16

ISBN 978-3-99001-176-8

Hinweis:
Aus Gründen der Übersichtlichkeit und Lesbarkeit, wurde beim Verfassen des vorliegenden Buches auf geschlechtsneutrale Formulierungen verzichtet. Sofern es aus dem Kontext nicht anders hervorgeht, sind stets Frauen sowie Männer gleichermaßen gemeint und angesprochen.

BERNHARD UND MAGDA BAUER

Liebes Leben

Wie wir 46 Jahre nach unserer Hochzeit die Lust und die Liebe neu entdeckten

Fotos: Luiza Puiu

edition a

*»Wer sich nicht entwickeln will, wird eine Affäre haben,
sich scheiden lassen oder in völlige Gleichgültigkeit verfallen
und eine schlechte Beziehung führen.«*

David Schnarch
Paar- und Sexualtherapeut

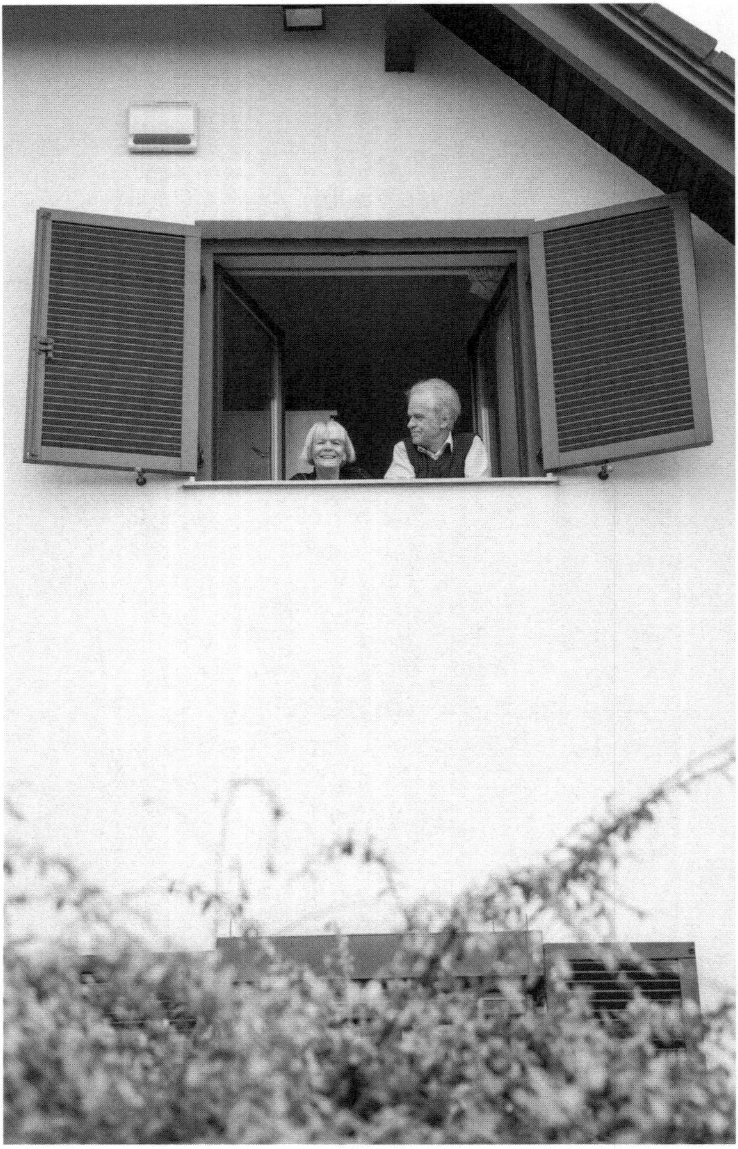

Zum Aufwärmen

Sonst bringt unsere Schwiegertochter sonntags Kuchen mit. Das hat sich so eingebürgert, weil sie gut backen kann. Doch diesmal kam mein Sohn allein. »Deine Eltern müssen etwas mit dir besprechen«, hatten wir ihm gesagt.

Kuchen zum Kaffee gab es trotzdem. Wir haben immer welchen in der Küche stehen. Marillenkuchen oder Topfenstrudel. Diesmal war es Ribiselkuchen. Ribiseln hatten zwar gerade keine Saison, aber wir hatten welche aus dem Garten tiefgefroren.

Mein Sohn ist fast 50. Er arbeitet für eine Bank und ist mit seinem Leben zufrieden. Er hatte nicht nachgefragt, als wir ihn zu uns gebeten hatten, und er hatte sich deshalb bestimmt keine Gedanken gemacht. Dieses »Deine Eltern müssen etwas mit dir besprechen« hatte er schließlich nicht zum ersten Mal von uns gehört. Es ging bei solchen Gelegenheiten immer um Dinge, die innerhalb der Familie zur Klärung anstanden, Hilfe beim Haus und Ähnliches.

Wir waren ziemlich nervös. Er hatte ja noch keine Ahnung. Wir hatten kein Problem damit gehabt, es allen unseren Freunden zu sagen. Wirklich nicht. Unser Standpunkt war: Wenn jemand ein Problem damit hatte, dann war es seines, nicht unseres. Wir hatten auch kein Problem damit gehabt, ein Buch darüber zu schreiben und es damit jedem zu sagen, der etwas darüber lesen will, also zum Beispiel Ihnen. Aber dem eigenen Kind? Unserem Sohn?

Wir saßen zu dritt im Wohnzimmer unseres Hauses am Laaerberg am Stadtrand von Wien, und er lobte den Kuchen. »Deine Eltern haben ein Buch geschrieben«, sagten wir, und noch ehe er über das Thema zu raten anfangen konnte, noch ehe er überhaupt die Stirn runzeln konnte, fügten wir hinzu: »Es geht darin um Sex.«

Wir erzählten ihm, dass seine Mutter, während sein Vater schon schlief, eines Tages etwas im Fernsehen gesehen hatte, etwas über Swingerklubs, und dass wir am nächsten Tag darüber sprachen, was Swingerklubs eigentlich seien, was dort geschehe, und dass es schon interessant sei, was Menschen so taten. Wir erzählten ihm, dass wir uns bei dieser Gelegenheit gewisse Abnützungserscheinungen in unserem eigenen Liebesleben eingestanden hatten, vorsichtig natürlich, dass damit alles angefangen hatte, und dass wir jetzt Dinge taten, über die wir uns früher nie gewagt hätten, nicht allein und schon gar nicht zu zweit.

»Das ist ja toll«, sagte er. Er strahlte richtig.

»Wirklich?«, fragten wir.

»Wirklich«, sagte er. »Ich bin stolz auf euch. Bloß eins müsst ihr verstehen: Ich würde das Buch sicher lesen, wenn es ein anderes Ehepaar geschrieben hätte, weil es mich interessieren würde. Aber bei meinen Eltern ist das etwas anderes. Das geht nicht.«

Wir lachten alle. Wir hatten uns die Sorgen, wie wir ihm das mit dem Sex und dem Buch beibringen könnten, umsonst gemacht.

Als wir diese Hürde einmal überwunden hatten, gab es keine weitere mehr. Es hätte ja auch keinen Sinn gehabt, und es wäre zudem auch gänzlich unmöglich gewesen, so ein Buch mit der privaten und in vielerlei Hinsicht provokanten Wahrheit über unser Liebesleben zu schreiben und dann den Mantel des Schweigens darüber zu breiten.

Jetzt halten also Sie dieses Buch in der Hand. Wir wissen nicht, warum Sie es lesen. Vielleicht haben Sie noch nie daran geglaubt, dass das Verlöschen der Leidenschaft in einer Ehe eine Art Naturgesetz und nur eine Frage der Zeit ist, und wollen sich darin bestätigt fühlen. Vielleicht hat Sie auch genau das bisher vom Heiraten abgehalten, und jetzt wollen Sie nachlesen, ob es sich doch auszahlen könnte. Vielleicht sind Sie jung und wollen wissen, wie es sein könnte, wenn Sie alt sind und trotzdem noch das Leben genießen wollen.

Vielleicht haben Sie auch einfach nur von unserem Buch gehört und sich gedacht, dass es lustig und jedenfalls ziemlich schräg sein könnte. Weil ihnen jemand ein paar Szenen daraus erzählt hat, zum Beispiel die, wie wir einen Callboy mit einem Abschlagshonorar wieder vor die Tür setzten, weil er so schrecklich hässlich war. Oder wie wir ständig auf unseren Grenzen beharren müssen, weil regelmäßig andere Paare, mit denen wir uns hätten verabreden können, für uns unangenehme Dinge wollen, Analverkehr zum Beispiel, oder andere, die eigentlich aufs WC gehören. Vielleicht wollen Sie auch nur lesen, wie wir es mit bald 70 schaffen, schon bei erotischen Frühstücksgesprächen Spannung aufzubauen.

Wir wissen wie gesagt nicht, warum Sie es lesen, aber wir wissen, warum wir es geschrieben haben. Weil wir glauben, dass das Schweigen über Themen wie jenes angeblich schicksalhafte Verglühen der Leidenschaft in der Ehe oder über die wahren Sehnsüchte und Wünsche der Ehepartner viel Schaden anrichtet. Denn eine Ehe muss sich entwickeln, im sozialen und emotionalen genau wie im sexuellen Bereich, oder sie scheitert. Wenn Stummheit herrscht, diese fatale stumme Einsamkeit zu zweit, kann eine Ehe nur scheitern.

Denn dieses Schweigen führt zur Suche nach Erfüllung anderswo, hinter dem Rücken des Partners oder der Partnerin, und das führt zum Bruch. Paare, die miteinander eine Chance hätten, können sie wegen dieses Schweigens nicht nützen. Ehen zerbrechen,

Kinder verlieren einen Elternteil oder vielleicht auch Oma oder Opa, und das alles ist mit viel Schmerz verbunden.

Wir haben dieses Buch bestimmt nicht geschrieben, damit Sie das Gleiche tun, was wir tun. Denn jeder Mensch ist anders, und jeder Mensch kann sich nur selbst entdecken. Wir möchten Ihnen aber gerne helfen, die Klischees über Sex in der Ehe und Sex im Alter zu vergessen und den Mut zu fassen, alles noch einmal neu zu entdecken. Wir möchten Ihnen zeigen, dass es möglich ist, und dass das Leben dann, trotz aller Widrigkeiten, die wir dabei auch erlebt haben, noch einmal neu zu beginnen scheint.

Wir möchten Sie allerdings nicht zu dem Versuch verleiten, etwas in Ihrer Ehe oder Partnerschaft zu erzwingen. Vor allen anderen Dingen geht es beim Sex ums Reden. Selbst beim Reden lässt sich nichts erzwingen. Vielleicht ist Ihr Partner oder Ihre Partnerin zuerst überfordert, dann lassen Sie es besser und fangen bei einer anderen Gelegenheit noch einmal damit an.

Bedenken Sie dabei, dass auch ein »Nein« nicht unbedingt ein endgültiges sein muss. Vielleicht will Ihr Partner oder Ihre Partnerin noch einmal erobert werden, vielleicht fragt er oder sie sich auch, was Sie von ihm oder ihr denken würden, wenn er oder sie zu vielleicht abenteuerlichen neuen Wegen in Ihrem Liebesleben gleich Ja sagen würde. Wir Menschen sind so.

Es gibt zum Glück einen einfachen Weg, um das alles herauszufinden: nicht nur reden, sondern auch einmal zuhören.

Die Wege, die wir beide gegangen sind und weiterhin gehen werden, sind für uns manchmal abenteuerlich. Es geht aber nicht darum, zu weißhaarigen Sexmonstern zu werden. Wir sind das nicht und wollten es auch nie sein. Wir haben Sex, das ja. Wir haben regelmäßigen Sex. Wir haben mehr Sex als früher. Aber wir haben keinen Sex, wenn nicht alles passt. Wenn wir es nicht schaffen, erotische Spannung aufzubauen, dann geht nichts. Dann wird es ein Flop.

Doch wenn die richtige Grundstimmung da ist, dann reichen schon kleine Auslöser, die überall zu finden sind. Jüngst war es der erste Teil eines erotischen Zweiteilers, der spät am Abend im Fernsehen lief. Er war sehr animierend. Wir essen jetzt noch jeder ein Stück Kuchen, dann sehen wir uns den zweiten Teil an.

Bernhard

Das Kornfeld sah aus wie ein riesiges Bett. Genau was wir gesucht hatten. Magda und ich. Vermutlich mehr ich. Ich wollte sie. Irgendwie. Irgendwo. Wir waren zu Besuch bei ihren Eltern, und das Kornfeld war mir recht. Auch wenn es schon von Weitem nicht so bequem aussah, nicht nach dem »Bett im Kornfeld«, von dem später Jürgen Drews sang.

Ich nahm sie an der Hand. Sie ließ sich nicht führen. Sie ging gleichauf mit mir. In der gleichen Stimmung wie ich, glaube ich. Als wir dort waren, war alles egal. Ich breitete noch rasch meine Jacke aus.

Magda zog ihre Bluse aus. Die hellblaue, die ich so mochte. Ich sah ihre festen Brüste, nicht zu groß und nicht zu klein, der BH hatte etwas Griffiges zu halten. Magda war für mich die schönste Frau der Welt.

Halme stachen mich in den Unterarm. Es störte mich nicht. In manchen Situationen waren neben Dingen wie die Zeit und die Welt auch Banalitäten wie die Widrigkeiten der Natur nebensächlich. Wir bewegten uns in der Unendlichkeit des Augenblicks.

Ich beugte mich über Magda. Küsste ihre Brüste. Sie hatte ihr Höschen abgestrampelt. Öffnete ihre Beine. Ich war erregt, seit wir vom Haus ihrer Eltern weggegangen waren. Eigentlich schon seit wir das Haus betreten hatten. Seit ich Magda zum ersten Mal gesehen hatte.

Sie stöhnte. Es schien aus ihrem tiefsten Inneren zu kommen. Ich küsste sie. Ich liebte sie.

Sanft.

Heftig.

Sanft.

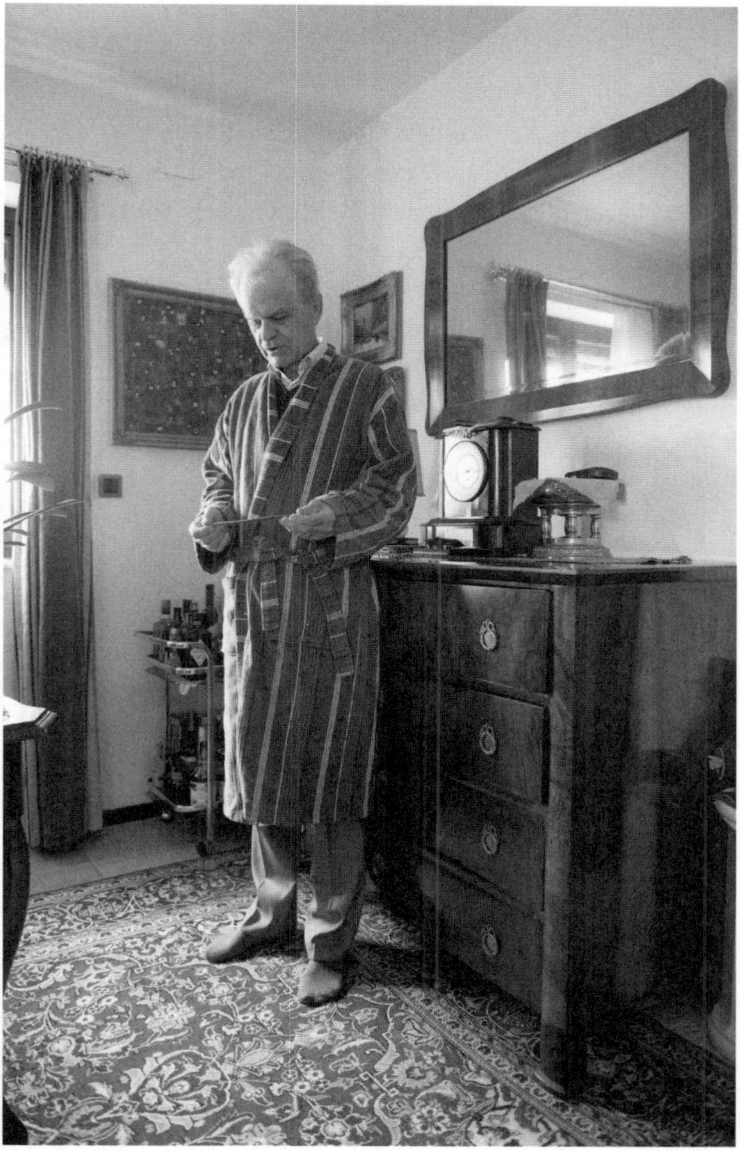

Heftig.

Heftiger.

Und heftiger.

Sie bog ihren Kopf zurück. Sie öffnete den Mund.

Die Natur um uns hielt den Atem an. So schien es mir. Insekten blieben flügelschlagend in der Luft stehen. Die Luft flirrte. Jetzt würde gleich etwas passieren.

Unser Atem ging noch schneller. Dann schlugen keine Flügel mehr. Ein Höhepunkt hob uns in die Höhe. Gemeinsam. Noch so ein Stöhnen. Von ganz tief innen.

Wir blieben noch eine Weile liegen. Die Halme stachen und kratzten. Jetzt merkten wir es. Es begann uns zu stören. Der Vulkanausbruch war vorbei, das Kornfeld endgültig kein Bett mehr.

Als wir zurück in das Haus ihrer Eltern kamen, dachten wir: Sie müssen es uns doch ansehen. Es muss uns doch ins Gesicht geschrieben sein. So etwas Großes konnte doch nicht ohne sichtbare äußere Spuren an uns vorübergegangen sein. Doch ihre Eltern redeten weiter die gleichen Dinge wie zuvor. Wir dachten: Unsere Welt ist groß, die aller anderen ist klein.

Warum fiel mir das alles ein? Jetzt? Am Altar? Kurz bevor wir uns das Ja-Wort geben würden?

Magda

Das Erste, was ich von ihm sah, waren seine weißen Handschuhe. Nicht den dunkelgrauen Anzug, das strahlend weiße Hemd, nicht die Manschettenknöpfe, die aufpolierten Schuhe, nicht einmal die weiße Fliege sah ich. Nur diese weißen Handschuhe. Die kenne ich gar nicht, dachte ich, als wäre mir der ganze Mann fremd. Seltsam, was man so denkt.

Ich raffte mein Kleid hoch, obwohl es da wenig zu raffen gab. Es war schlicht geschnitten mit ein paar Spitzen, eher konservativ. Ich ging auf die weißen Handschuhe zu, die sich mir entgegenstreckten, und auf einmal waren sie mir vertraut. So wie der ganze Mann.

Bernhard

Weiße Handschuhe aus Baumwolle. Das war so. Das trug man. Als Bräutigam. Und da stand ich jetzt. In der Kirche. Den Altar im Rücken. Dunkelgrauer Anzug. Blendend weißes Hemd. Manschettenknöpfe. Weiße Fliege. Die Schuhe poliert. Rechts gescheitelt die Haare. Was für eine Verwandlung. Vor ein paar Tagen noch war ich in der grünen Uniform des österreichischen Bundesheeres gesteckt. Ein Soldat ohne Sinn und Krieg. Aber vor keinem Gefecht hätte ich aufgeregter sein können als jetzt. Und hier. In der Kaasgrabenkirche in Wien-Grinzing. Vor meiner Hochzeit. Irgendwie hielt ich mich aufrecht auf meinen Zitterknien. Ich wartete auf meine Braut. Und auf Pater Beda, der ein dicker, gemütlicher Mann war. Eine joviale Tonne, die uns gleich trauen würde.

Ich heiratete also. Mit 20. Meine Magda. Diesen Traum von einer Frau, die im nächsten Moment auf mich zukommen würde. Ihr Kleid. Ohne viel Drumherum. So wie sie selbst. Was hat sie darunter an? Das fragte ich mich. Insgeheim. Da, mitten in der Kirche. Weiße Spitze? Schwarz? Oder sogar etwas Rotes? In ein paar Stunden würde ich es sehen. Aber ich hatte kein Gefühl für die Zeit. Es war eher ein Gefühl von Ewigkeit. Alles gehörte uns. Der Tag. Die Welt. Die Zukunft.

Vor vier Monaten hatten wir uns zum ersten Mal geküsst. Vier Monate waren keine lange Zeit, um daraus eine gemeinsame Zukunft zu entwickeln. Doch an uns beiden würde nicht zu zweifeln sein. So viel konnte ich sicher sagen. Ich hatte es im ersten Augenblick gewusst.

Sie ist es.

Sie wird es immer sein.

So wie man sich das vorstellt. Man sieht jemanden. Und von

den Eingeweiden bis zum Haaransatz spürt man die Richtigkeit. So war das. Magda und ich. Das war etwas Haltbares. Von nun an. Von diesem Jahr an. 1966. Es war ein gutes Jahr. Bisher mein bestes.

Wir hatten uns den Juli ausgesucht. Alle wollten immer im Mai heiraten. Wonnemonat. Oder im Juni. Wir hatten den 1. Juli gewählt. Absichtlich. Weil es da wahrscheinlich war, dass die Sonne schien, hatte Magda gesagt. Sie hatte recht behalten. Der Himmel strahlte wie eine Verheißung. Sicher, schien er zu sagen, ihr geht ins Blaue, und doch ist es sonnenklar, wohin euer Weg euch führt. Warm war mir in dem dunkelgrauen Anzug.

Magda ließ auf sich warten. Zwei geschwungene Treppen führten herauf zum Portal. Deswegen war die neubarocke Kirche bei Hochzeitspaaren so beliebt. Sie hatte etwas Majestätisches. Magda wird sich auf der Treppe Zeit lassen, dachte ich. Von meinem Warteposten vor dem Altar konnte ich schlecht nach draußen sehen.

Ich schaute mich in der Kirche um. Etwa sechzig Gäste waren gekommen. Die Bänke waren gut besetzt. Familie. Freunde. Ihre links. Meine rechts. Die Damen herausgeputzt. Die meisten mit Hut. Auf den Zehenspitzen waren sie hereingetrippelt in ihren hohen Schuhen. Festlich gekleidet wie die Männer.

Sie alle sahen mich an. Alle mit unglaublich ernsten Gesichtern. Das Feierliche liegt ganz nah am Ernsten. Die getragene Stimmung war körperlich zu spüren. Du gibst ihr jetzt das Eheversprechen, stand in allen Mienen. Und ein großes ‚Ui' gleich daneben. ‚Ui' für ‚Man-weiß-halt-nie-was-da-noch-kommen-wird'.

Das hier ist der schönste Tag eures Lebens, stand dort auch. Was zwangsläufig hieß, dass alle folgenden Tage nicht mehr so schön sein würden. Ja, dachte ich, das mag ja so sein. Bei den anderen.

Ich versuchte, mich an den Ablauf der Zeremonie zu erinnern. Wir hatten ihn besprochen. Ein paar Mal sogar. Jetzt war alles weg. Ich hoffte, es würde so sein wie bei allem Unbekannten. Sobald es da ist, verschwindet die Angst. Das Flaue. Wieder spürte ich meine Zitterknie. Was ist, Bernhard, fragte ich mich, was soll denn flau sein an diesem Schritt?

Gerade war mir noch heiß gewesen in meinem Hochzeitsstaat. Jetzt fand ich es angenehm kühl in der Kirche. Etwas stickig. Vielleicht lag das nur an der Fliege. Oder am Hemdkragen. Ich sah zu meinen Eltern. Sie bewegten sich nicht. Minutenlang. Wie Wachsfiguren sahen sie zu, während ihr Sohn in ein neues Leben ging. Mein Bruder war mein Trauzeuge, Magdas Schwager der ihre. Es roch nach Weihrauch. Und den weißen Chrysanthemen. Pater Beda lugte aus der Sakristei. Ein Baby schrie. Dann verdunkelte sich der Kircheneingang. Magda erschien im Torbogen.

Magda

Im ersten Moment konnte ich nichts sehen. Ich stand zwischen dem Sonnenschein und dem Dunkel in der Kirche. Meine Augen mussten sich erst daran gewöhnen. Unwillkürlich rückte ich den Schleier zurecht. Vorsicht, dachte ich und ließ die Hand wieder sinken. An der Hochsteckfrisur hatten meine Freundinnen lange gearbeitet. Genauso wie am Krönchen. Es hatte gedauert, bis es richtig saß.

Langsam konnte ich etwas erkennen in dem dunklen Raum. Die Silhouetten bekamen Gesichter. Die Kühle legte sich angenehm auf meine Wangen, ein Gefühl von Gelassenheit gab sie mir nicht. Bei jedem Schritt hatte ich Angst zu fallen, bei jedem Atemzug rechnete ich damit, mein Kleid zu sprengen. Es war mir nicht zu eng. Ich hatte es absichtlich etwas weiter schneidern lassen. Diesen Platz brauchte ich jetzt auch. Ich dachte: Das müssen die Leute meinen, wenn sie sagen: »Das Herz geht mir auf.«

Pater Beda kam aus der Sakristei und watschelte hinter den Altar. Ich lächelte über seine Art zu gehen, konzentrierte mich aber gleich wieder. Ich wusste nicht genau, ob ich lächeln durfte vor der Hochzeit. Nachher ja, aber vorher? Ernst des Lebens und so. Ich hätte Pater Beda fragen sollen.

Ich hatte ihn aus dem Weinviertel mitgebracht, den Pater, aus meiner Heimatgemeinde. Ein bisschen hatte ich mich gefürchtet vor unserem ersten Treffen und war auf eine Predigt gefasst gewesen. Schwanger vor der Hochzeit. Aber er verlor kein Wort darüber. Er war keiner, der gerne mahnte, er aß lieber. Eigentlich hätte ich das von früher wissen müssen. Ich hatte ihm immer alles gebeichtet. Egal, was ich zu beichten hatte, er nickte und sagte gütig immer das Gleiche: »Ein Vaterunser, zwei Ave-Maria.« So schnell war ich meine Sünden los. Wer weiß, ob er überhaupt so genau zugehört hatte.

Mein Vater neben mir drückte leicht meinen Arm. Wir machten die ersten Schritte auf den Altar zu. Da waren ja die Karaseks. Vermögende Künstlerfamilie, so sahen sie auch aus, im Vergleich zu der bieder aufgeputzten Schar der anderen Gäste. So viel Glück hatten sie mir gewünscht, als sie es erfahren hatten. Ich, ihre Gesellschaftsdame, ging ins Eheleben. »Die Ehe ist eine Kunst«, hatten sie gesagt, und wir hatten mit Champagner angestoßen.

Ich hatte immer gern bei ihnen gewohnt, in ihrer Villa, für Kost und Logis und einen angemessenen Lohn. Ihr Haus in der Himmelstraße im Bezirk Döbling, unweit der Kirche, war ein Schmuckstück. Das Kaminzimmer, die Bücher, ein bisschen dunkel vielleicht, aber wunderschön. Und heute Nacht würden Bernhard und ich dort ... Jetzt brauchte er nicht mehr durchs Fenster einzusteigen. Mein Mann. Ich würde mich erst daran gewöhnen müssen.

Mein Bernhard. Ich wusste noch ganz genau, wie wir uns vor vier Monaten in der Tenne zum ersten Mal begegnet waren. Die Bambis sangen. Melancholie im September. *Das ist alles ... was mir blieb ... vor dir.* Mir war der ganze Bernhard geblieben.

»Den will ich oder keinen«, sagte ich zu meiner Freundin.

Es gab sie also wirklich, die Liebe auf den ersten Blick. Er sah zu mir herüber, aber mehr nicht. Warum holt mich der Depp nicht zum Tanzen, dachte ich. Dann kam er und fragte, ob er mich auf ein Getränk einladen durfte, auf eine Coca-Cola.

Er forderte mich auf, zu einem langsamen Lied, und sah mir unentwegt in die Augen, bis mich schwindelte. Vielleicht waren es auch die Drehungen. Irgendwie war ich aus dem Schwindelgefühl nicht mehr herausgekommen in den vergangenen vier

Monaten. Jetzt würden wir ein Kind bekommen. Meiner Meinung nach einen Buben. Frauen wissen so etwas. Sie spüren es. Was mag das Morgen bringen, dachte ich, uns als Familie? Wird das Leben gut zu uns sein?

Der Altar kam näher. Wir ließen uns weiterhin Zeit, mein Vater und ich. Er schien keine Eile zu haben, mich zu übergeben, und ich ging bewusst langsam. Sie ist so kurz, die Zeremonie, hatte mir jemand gesagt, also lass dir Zeit, wenn du nach vorne gehst, danach bleibt dir nur die Erinnerung. Ich hatte mich an das Kirchendunkel gewöhnt, ich sah jetzt mehr als Bernhards weiße Handschuhe. Ich sah seine Augen.

Dicht vor ihm blieben wir stehen, eine kleine Ewigkeit lang bewegte sich keiner von uns dreien. Dann streckte Bernhard die Hand aus, mein Vater nahm meine von seinem Arm, in den ich mich eingehängt hatte, und legte sie in die mit dem weißen Handschuh. Ich sah zu meinem Vater. Er soll gut auf dich aufpassen, formten seine Lippen, dann ließ er mich los. Ich trat neben Bernhard, und wir drehten uns zum Altar um.

Bernhard

»… und wollen Sie sie ehren, in guten wie in schlechten Tagen? Dann sprechen Sie ein deutliches Ja.«

Ich musste mich räuspern. »Ja«, sagte ich.

Magda

»… und wollen Sie ihn ehren, in guten wie in schlechten Tagen? Dann sprechen auch Sie ein deutliches Ja.«

»Ja«, flüsterte ich.

Bernhard

Der Ring. Jemand hielt mir das Kissen mit den Ringen hin. Ich nahm den kleineren. Dann Magdas Hand. Ich versuchte, ihr den Ring anzustecken. Nicht sehr geschickt. Sie zuckte ein wenig. Ich bekam den Ring nicht auf ihren Finger. Sie zuckte wieder. Den Ring hatte ich immer noch in der Hand.

Magda

Er hielt meine Hand wie den Flügel eines Schmetterlings. Ganz leicht, ganz sanft. Es kitzelte furchtbar, ich zuckte, ich konnte nicht anders. Prompt ließ er den Ring fallen. Das fängt ja gut an, dachte ich, aber innerlich musste ich lachen.

Bernhard

Ich weiß nicht mehr, wie viele Hände ich schüttelte. Wie viele Menschen ich umarmte. Magda, meine Frau, war jedenfalls nicht darunter. Sie schüttelte neben mir Hände. Und umarmte dieselben Menschen. »Viel Glück«, wünschten ihr alle. »Gratuliere zu so einer Frau«, sagten sie zu mir. Die Frau brauchte scheinbar Glück. Der Mann nur die richtige Frau.

Wir fuhren zur Feier ins Gasthaus. Wir hatten am Währinger Gürtel reserviert. Spätestens um Mitternacht wollten wir wieder verschwinden. Das hatten wir so vereinbart. Wir lassen die Feier Feier sein. Wir fahren hinaus in die Himmelstraße. Zu den Karaseks, wo sie wohnte. In die Hochzeitsnacht. Gehörte ja schließlich dazu zum Heiraten. Wie lange war es noch bis Mitternacht?

Magda

Bernhard nahm mich beiseite und sah mich bedeutungsvoll an. Ich wusste zuerst nicht, was er meinte. Er zeigte auf die Uhr. Es war erst zehn, aber er deutete zum Ausgang.

Als die Gäste mitbekamen, dass wir uns schon davonmachten, gab es ein Murren und Geschwätz.

Das geht doch nicht.

Wie unhöflich.

So was tut man nicht.

Wie peinlich.

Bernhard stand neben mir und lächelte. »Ihr könnt euch ja weiterhin gut unterhalten«, sagte er. Was genau wir machen wollten, sagten wir nicht. Aber alle wussten es.

Liebe.

Bernhard

Magda und ich stiegen ins Taxi. »Himmelstraße, in Döbling«, sagte ich zu dem Fahrer.

Artig wie Erstklässler saßen wir auf der Rückbank. Magda lehnte ihren Kopf an meine Schulter. Mehr nicht. Als wollten wir uns alles aufheben. Jede kleinste Berührung.

Es würde nicht das erste Mal sein. Schwanger, wie sie war. Aber es würde das erste Mal als Mann und Frau sein. Würde das einen Unterschied machen? Einen kurzen Moment lang überfiel mich eine Art Wehmut.

Nie wieder würde ich durchs Fenster bei Magda einsteigen müssen. Die Karaseks waren Künstler. Aber so künstlerisch war ihre Einstellung unserer Meinung nach auch wieder nicht, dass sie Männerbesuche ihrer Gesellschaftsdame im eigenen Haus geduldet hätten. Magdas Zimmer samt Bad und Küche lag im Erdgeschoß. Einmal hatte ich ein Stück der Mauer herausgeschlagen, als ich einstieg. Mit dem Fuß.

Jetzt war es mit den Heimlichkeiten vorbei. Jetzt waren wir sogar zum Vollzug verpflichtet. Der Gatte muss seinen Mann stehen. Die Ehefrau muss ihm zu Willen sein. So wird es bei uns nie werden, dachte ich. Wir haben vorher Liebe gemacht. Wir werden weiterhin Liebe machen. Jetzt ganz offiziell. Jetzt hatten wir die Erlaubnis der Kirche und des Staates.

Magda

Ich lehnte mich an Bernhard, an diese Schulter, die mir gerade offiziell zum Anlehnen zugesprochen worden war. Mir war, als wolle mir alles Mögliche durch den Kopf gehen, in Wahrheit war ich nur glücklich. Ich hätte ewig in diesem Taxi sitzen können, neben meinem Mann. Wie schnell das alles gegangen war. Wir fuhren die Billrothstraße entlang, wie vertraut das alles war, und doch so anders. Ich hatte jetzt einen neuen Nachnamen.

Im Heurigen-Stadtteil Grinzing schmetterten ein paar Betrunkene ein Wienerlied. Sie hatten sich um die Schultern gefasst und torkelten vom Gehsteig auf die Straße und wieder zurück. Der Text und die Melodie ersoffen im Wein, den sie in sich hatten. Bernhard und ich sahen uns an. Selbst dieses Ständchen gefiel uns.

Es war ungewohnt, als ich das Haustor aufsperrte und wir beide die Villa durch die Vordertür betraten. Keine Heimlichtuerei mehr. Ich war stolz. Ich wollte Bernhard die Tür aufhalten, aber so lief das nicht. Mit einem Schwung schnappte er mich, hob mich hoch und trug mich über die Schwelle.

»Ist zwar nicht unsere ...«, sagte er, als er mich drinnen absetzen wollte. Sein »aber« blieb in der Luft hängen. Er hielt inne, als wäre ihm gerade etwas eingefallen. Schließlich hob er mich wieder hoch und trug mich zur Tür meines Zimmers. »Das ist unsere Schwelle«, sagte er, schlug die Tür mit dem Fuß hinter sich zu und ließ mich aufs Bett sinken.

Bernhard

Was für eine Nacht. Was für ein Morgen. Was für ein Leben. Vorsichtig lugte die Sonne zum Fenster herein. Als wolle sie taktvoll nachsehen, ob wir mit unserem Liebesspiel schon fertig waren. So gesehen konnte sie sich gleich wieder verziehen. So gesehen brauchte sie es erst gar nicht noch einmal zu versuchen, denn damit würden wir nie fertig sein. Nie. Wie siegessicher man doch ist mit 20.

Wir starteten unser Eheleben mit einem fulminanten Frühstück. Fulminant bedeutete: zwei weiche Eier, zwei Kaisersemmeln, Orangensaft. Es war das erste Frühstück von vielen. Nicht immer so fulminant. Aber immer gemeinsam. Es war auch der Anfang unserer Flitterwochen. Unseres Flitterwochenendes, besser gesagt. Es war Samstagfrüh. Mehr als 48 Stunden hatten wir nicht. Danach würde der Rest unseres Lebens beginnen und damit der Kampf, wie meine Eltern das genannt hatten. »Heirate bloß nicht so früh«, hatten sie gesagt, »krieg nur kein Kind so jung.« So war es weitergegangen. Du wolltest doch studieren, Bub. Rechtswissenschaften. Weißt du nicht mehr? Etwas Besseres werden. Brav arbeiten untertags. Abendkurs und in der Nacht lernen. Da kannst du kein Kind brauchen. Das schreit in der Nacht. Eine Frau. Die das vielleicht nicht aushält. Die jungen Damen sind ja heute nicht mehr so. »So wie wir«, sollte das wohl heißen. Ihr könnt noch Kinder genug kriegen. Später. Es gibt ja Möglichkeiten …

Meine Eltern hatten nichts gegen Magda. Im Gegenteil. Sie wären zufrieden mit meiner Wahl gewesen. Wenn ich sie mit 25 getroffen hätte. Als fertiger Jurist. Nicht mit 20. Sie hielten Magda auch für eine gute Ehefrau. Eine Hausfrau. Eine Mutter. Doch sie trauten den neuen Zeiten nicht. Kalter Krieg. Freie Liebe. Krieg

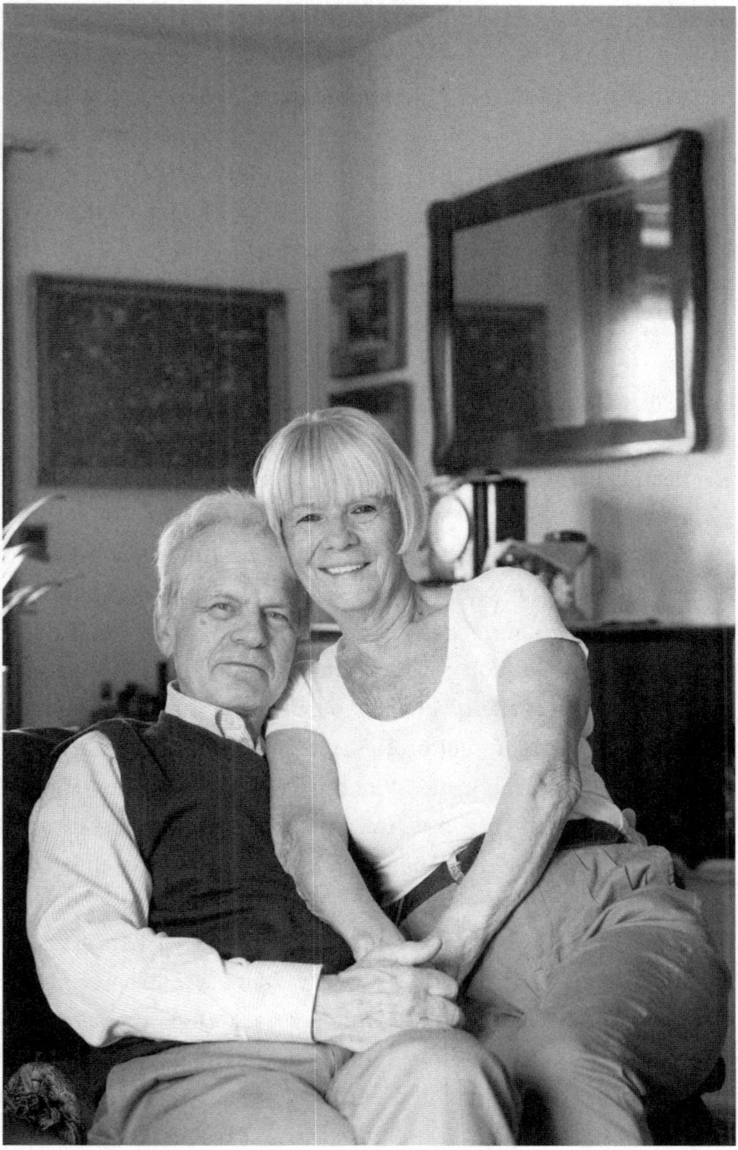

in Vietnam. Kulturrevolution in China. Hier ein Udo Jürgens mit »Merci, Chérie«. Dort ein langhaariger John Lennon, der von seiner Band behauptete: »Wir sind populärer als Jesus.« Schon dieser Name. Beatles. So etwas lief jetzt in ihrer Welt umher. Es war nicht mehr die ihre.

Ganz unrecht hatten sie auch nicht. Es war ein Kampf. Wir hatten keine Unterstützung. Von niemandem. Wie auch? Es hatte ja jeder seinen eigenen Kampf.

Ich studierte nicht. Ich arbeitete bei einer Baufirma im Büro, als Assistent des Prokuristen. Und hatte ein Kind. Fast wäre Magda gestorben bei der Geburt. Kaiserschnitt. Irgendetwas war mit dem Skalpell. Sie war danach ein paar Wochen sehr krank. Ich war verrückt vor Angst. Das schweißte uns noch mehr zusammen.

Irgendwann stellte sie sich dann doch ein. Die Normalität. Dann der Trott. Er begann erst nach vier, fünf Jahren. Als der Kampf ausgefochten war. Mit der Arbeit war es leicht damals. Es gab genug. Jeder konnte aus der einen Firma herausgehen und in die nächste hinein. Von der Baufirma wechselte ich zu einer Ölfirma. Es ging uns nicht schlecht. Wir wohnten in einer kleinen Wohnung am Margaretengürtel. Vater. Mutter. Kind. Simon.

Sex war nicht mehr das Wichtigste. Kleine Familien saugen ihn auf. Manchmal saugen sie ihn ganz auf. So schlimm war es bei uns nicht. Wir machten immer noch Liebe. Nur nicht mehr so oft. Und nicht mehr so intensiv.

Unser intensivstes erotisches Abenteuer dieser Zeit erlebten wir im Urlaub in Veli Lošinj. Am Meer. Damals Jugoslawien. Wir waren campen. Mit unserem Mini. Der Campingtisch passte gerade hinten rein. Ein Koffer drauf. Ein kleiner Klappsessel. Wir fuhren endlos. Dann machten wir Rast. Mitten in der Nacht. An der Raststätte. Wo genau, weiß ich nicht mehr. Wir dösten sofort ein. Der kleine Simon auf der Rückbank. Auf einmal fing das Auto zu schaukeln an.

Ich war in der Sekunde hellwach. Ich brauchte ein bisschen, um zu durchschauen, was da los war. Eine Frau saß auf unserer Kühlerhaube. Wie sahen ihren Rücken. Ein Mann stand zwischen ihren Beinen. Wir sahen alles undeutlich. Es war neblig, die Scheibe beschlagen. Es hatte geregnet. Der Mini bewegte sich im Rhythmus der beiden.

Wir verhielten uns still. Wir waren atemlos. Nur Simon wollte wissen, was da vor sich ging. »Nichts«, sagte ich, »schlaf weiter, alles ist gut.« Als die beiden weg waren, stieg ich aus. Ich sah nach, ob die Kühlerhaube eine Delle hatte. Unser intensivstes erotisches Abenteuer. Der Sex zweier Fremder.

Es war uns nicht einmal aufgefallen. Was ich nie für möglich gehalten hatte, war geschehen. Unser Liebesleben war Routine geworden. Wie siegessicher man sich doch irrt mit 20.

46 Jahre nach unserer Hochzeit

Magda

»Gute Nacht, Schatz.« Bernhard hauchte mir einen Kuss auf die Wange. Aus den Augenwinkeln sah er auf den Fernseher. Es lief Werbung. »Mach nicht zu lange«, sagte er.

»Gute Nacht«, sagte ich.

Er ging in unserem Haus auf Teneriffa nach oben, wo das Schlafzimmer lag. Ich streckte die Beine aus und machte es mir auf dem Sofa bequem. Ich liebte diese einsamen Stunden. Dabei liebte ich auch Bernhards Gesellschaft, nach wie vor. Seit 46 Jahren waren wir verheiratet, eigentlich unvorstellbar lange, und trotzdem noch immer glücklich. Ein Herz und eine Seele. Das war bei uns keine leere Floskel. Wir waren einander so verbunden, dass wir dem anderen meistens nicht einmal in die Augen sehen mussten, um zu wissen, was er dachte oder fühlte.

Die Leidenschaft war etwas in den Hintergrund getreten, das schon. Die Begierde wird eben bequem. Die Libido lümmelt irgendwann lieber herum, als sich auf etwas zu stürzen. Man merkt es nicht richtig. Unversehens hat man mehr Freude daran, am Abend auf dem Sofa alleine die Beine ausstrecken zu können, als sich in wildem Sex den Rücken zu verrenken. Ich stand auf und holte mir Chips aus der Küche.

Als ich zurückkam, lief Action im Fernsehen. Mir war jetzt nicht nach Schüssen und Verfolgungsjagden. Das Programm auf dem nächsten Sender war auch nicht viel besser. Polizisten stürmten ein Haus. Oder war es ein Lokal? Ja, es war ein Lokal.

Eine Razzia. Schon wieder Gewalt und Geschrei. Doch dann änderte sich das Bild. Rückblende, die Ruhe vor dem Sturm, Bilder von dem Lokal vor der Razzia. Ich musste zweimal hinsehen. Die Menschen darin waren alle fast nackt.

Nackte Haut war längst kein Skandal mehr im Fernsehen, doch ebenfalls nichts, wonach mir jetzt war. Aber etwas an dieser Art von Nacktheit ließ mich, mit der Fernbedienung in der Hand, auf dem Sender bleiben. Hier nur ein paar hochhackige Schuhe, dort ein BH, der nichts verdeckte. Wenn schon Stoff, dann war er durchsichtig. Nicht nur Frauen zeigten, was sie hatten, auch Männer liefen ziemlich ohne alles umher. Dabei taten alle so, als wäre das ganz normal, als wären sie bei einer Vernissage, bei der man sich keine Bilder, sondern die anderen Gäste ansah. Alle bewegten sich dabei natürlich, saßen an Tischen, an einer Theke, sprachen miteinander, berührten einander, und das war kein Science-Fiction-Film mit dem Titel »Der nackte Planet« oder so. Es war real. Ich setzte mich auf dem Sofa ein Stück weiter auf.

Das Ganze kam mir vor wie so eine Art Indoor-FKK-Strand. Die Reporterin, die den Beitrag gestaltet hatte, nannte es einen Swingerklub. Aha, dachte ich, Swingerklub. Ich hatte das Wort schon gehört, mir aber noch nie überlegt, was damit gemeint war. Mit Foxtrott und dergleichen, wie ich einmal vermutet hatte, hatte es jedenfalls nichts zu tun, es wurde nicht getanzt, und außerdem wäre man dabei bekleidet gewesen.

Die Kamera lotste mich durch die Gänge des Klubs. Das Bild war etwas verwackelt, was ich normalerweise nicht leiden konnte. Handkamera, hatte mir Bernhard einmal erklärt. Wie auch immer, ich wurde davon seekrank. Nur jetzt störte es mich nicht. Ich sah einen Raum, der ein einziges Bett war, auf dem sich acht Pärchen rekelten. Acht mindestens.

Sie rekelten sich nicht nur. Ich setzte mich noch ein Stück auf, beugte mich vor, wie um genauer durch ein Schlüsselloch spähen zu können. Ein Blick durch ein Schlüsselloch, das traf es genau. Durch ein Schlüsselloch sieht man etwas, das nicht für fremde Augen bestimmt ist. Etwas Geheimes, Verbotenes, etwas Anrüchiges und möglicherweise Reizvolles. Aus der Sicht des Betrachters ist das der Nervenkitzel. Das war wohl genau der Effekt, den solche Reportagen haben sollten.

Ich sah, wie sich die Menschen berührten, wie sie sich streichelten, und das nicht an unverfänglichen Stellen wie dem Oberarm. Da verschwand schon einmal eine Hand aus dem Blickfeld, überdeckt von den unscharfen Flecken der Fernsehzensur. Sogar die Boulevardsender durften nicht alles zeigen. Deshalb hier ein Flimmerfleck, dort ein Flimmerfleck, aber gerade so, dass es nicht der Fantasie überlassen wurde, was hinter dem Flimmern geschah. Da ging es zur Sache, so drückte es die Reporterin aus. Gruppensex. Bis der Kreis zur Razzia sich schloss und die Polizisten das Etablissement stürmten.

Nach der Reportage ging ich hinaus auf unsere Terrasse. Es war fast ein Uhr, die Nachbarn im Haus links von uns schliefen. Ich hielt mich am Geländer fest und sah in die Ferne, auf den Atlantik. Ich liebte diesen Blick, deswegen hatten wir den Bungalow hier gekauft, etwas abseits der Küste, mit schönem Meerblick an drei Seiten und kleinen Palmen, riesigen Kakteen, Hibiskus, Aloe Vera und Strelitzien im Garten. Früher hatten wir unsere Urlaube hier verbracht, jetzt konnten wir es uns aussuchen, wann wir aus Wien hierherkamen. Meist taten wir das von Oktober bis Dezember, dann wieder von Januar bis März. Manchmal blieben wir auch über Weihnachten.

Der Himmel war sternenklar. Nachdem sich meine Augen an das Nachtschwarz gewöhnt hatten, konnte ich sogar ein Schiff in der Ferne erahnen. Unser Haus liegt nicht so nahe an der Küste, dass ich das Wasser rauschen hörte, aber ich konnte es riechen.

Ich atmete tief ein, denn ich war aufgewühlt. Der Bericht hatte etwas geweckt in mir, das ich fast schon vergessen hatte. Das Bedürfnis nach körperlicher Liebe. Das Bedürfnis nach Lusterlebnissen.

Es war nicht vorbei damit bei uns. Bernhard war gut in Schuss für sein Alter. Eher war ich es, die heute Migräne oder morgen Waschtag hatte, oder was es da noch so an Ausreden gab. Jetzt hatte ich weder das eine noch das andere. Ich ging hinauf ins Schlafzimmer.

Es war dunkel und ruhig im Raum. Bernhard lag ruhig da. Leise sagte ich seinen Namen. »Bernhard?« Nichts. Ich berührte seine Schulter. »Schatz?« Nichts. Ich lauschte auf seinen Atem. Absolut gleichmäßig.

Wie schade.

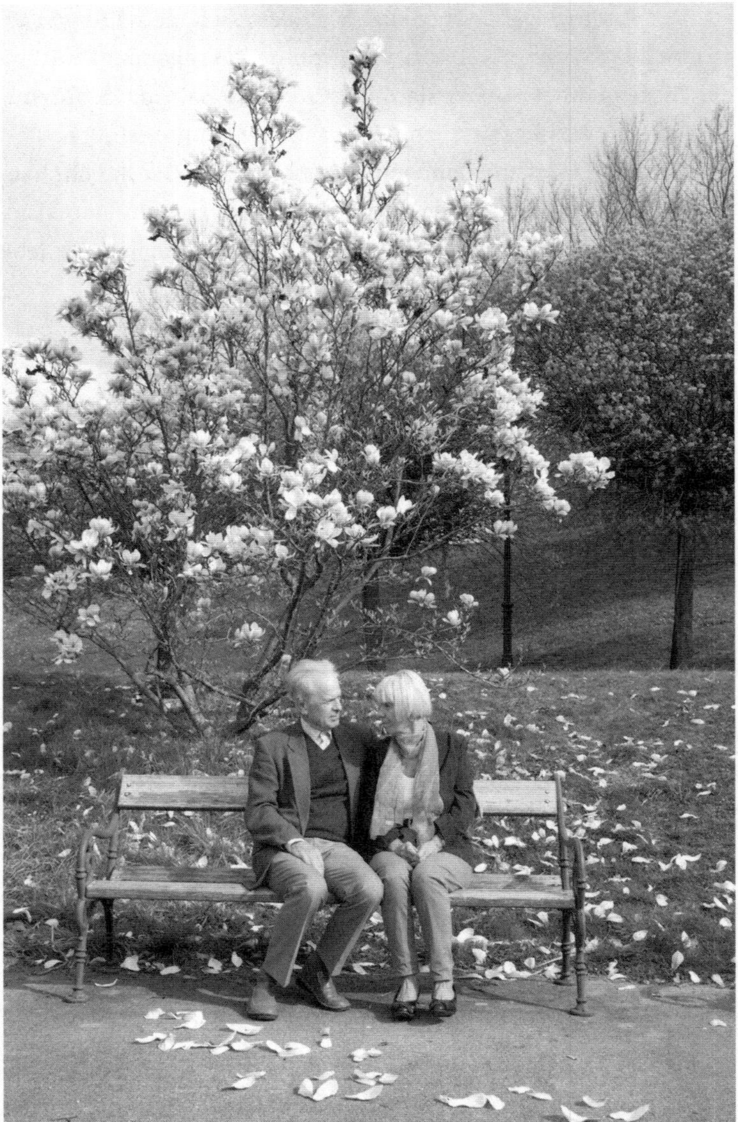

Bernhard

»Gestern habe ich eine Reportage über eine Razzia in einem Swingerklub gesehen.«

Es waren Magdas erste Worte an diesem Tag.

»Dir auch einen guten Morgen«, sagte ich.

Sie hatte eine Reportage gesehen, wiederholte sie. Über eine Razzia. In einem Swingerklub. Es schien irgendeine Bedeutung für sie zu haben. Der Tag fing spannend an.

Ich schlug die Decke etwas zurück und drehte mich zu ihr. Sie war schon ziemlich wach. Um die Razzia ging es ihr jedenfalls nicht, so viel war klar. »Weißt du überhaupt, was dort passiert? In so einem Swingerklub?«, fragte ich sie.

»Bis gestern wusste ich es nicht«, sagte sie. »Aber jetzt weiß ich es ... auch nicht so genau.«

Sie schwang sich aus dem Bett und ging nach unten. Als ich ihr folgte, hatte sie den Frühstückstisch bereits gedeckt. Nicht auf der Terrasse. In der Früh war es um diese Jahreszeit zu kühl. Februar. 16, 17 Grad, mehr nicht. Heute wehte der Wind besonders frisch. Wir nahmen unser Frühstück im Wohnzimmer.

»Was ist?«, fragte Magda. »Warum siehst du mich so an?« Sie ließ das Messer sinken.

»Du bist irgendwie so ...«

»So ...?« Ihr Ton war aufreizend. Ihr Gesichtsausdruck keck.

»Sexy«, sagte ich. Vorsichtig. Um die Stimmung nicht zu zerstören. Solche Momente waren selten. Filigran. Konnten sich ändern. Ich hatte schon einige davon vertrieben, indem ich versucht hatte, sie festzuhalten und etwas aus ihnen zu machen. Es war immer wie Fliegenfangen gewesen. Man beeilte sich, schon waren sie weg.

»Sexy?«, fragte Magda. »So fühle ich mich auch. Warum auch nicht?«

Warum auch nicht? Gute Frage. Vielleicht weil das nicht mehr so oft vorkam. Nach 46 Jahren Ehe. Vielleicht weil wir manchmal beinahe wie Geschwister zusammenlebten. Vielleicht weil unsere Hormone anscheinend glaubten, dass das gesetzliche Pensionsalter auch für sie galt.

Magda saß wie gemalt vor mir. Die Ellbogen auf den Tisch gestützt. Rechts das Messer in der Hand. Links das Butterbrot. Vor ihr die Papaya, der frisch gepresste Orangensaft, Serrano-Schinken. Etwas ging ihr durch den Kopf. Das wusste ich. So gut kannte ich sie. Meistens wusste ich auch, was es war. Heute nicht. Nicht genau. Es hatte etwas mit dieser Reportage zu tun. So viel war klar.

»Ich habe eine Frage«, sagte sie.

Ich hob die Augenbrauen.

»Was genau passiert eigentlich in so einem Klub? Ich meine, alle sind fast nackt, jeder berührt jeden, aber anscheinend gehen alle zu zweit hin.«

Ihr Interesse schien nicht akademisch zu sein. Es schien konkret zu sein. Die Besucher gingen Hand in Hand in Swingerklubs. Liebespaare. Ehepaare. Menschen wie sie und ich. Sie verhielten sich normal, gewissermaßen bürgerlich. Trotzdem ging es um Sex. Das faszinierte sie anscheinend.

Ich wusste natürlich, was ein Swingerklub war. »Swingen heißt …« Ich räusperte mich. Die Worte spießten sich. Magda war einfach nicht der Typ für solche Themen. Schon Worte wie »Penis« fielen selten in unseren Unterhaltungen. »Also, es geht um Partnertausch«, sagte ich, »und um andere Dinge.«

»Was für Dinge?«

»Gruppensex.«

»Oh.«

»Tja.«

»Ich dachte es mir.«

Wir taten, als wäre das ein ganz normales Gespräch. Tatsache war: Nichts an diesem Gespräch war normal. Wir waren so, wie ältere Ehepaare eben sind. Jung gewesen in den Fünfzigern. Teenager in den frühen Sechzigern. Sofern man zu der Zeit überhaupt Teenager war. Damals waren junge Menschen Halbstarke. Wer kein Rebellen-Gen hatte, war bieder. Nicht ganz so bieder wie die Eltern. Aber doch noch. Man dachte anders. Das schon. Innerlich war man im Aufbruch. Doch man blieb äußerlich im Wesentlichen beim Alten. So vergingen die Jahre. Bis sich das Alte immer richtiger anfühlte.

Unsere Generation sprach nicht über Sex. Schon gar nicht offen. Ein Durchschnittsehepaar unserer Generation hat diesbezüglich wohl auch nicht viel zu besprechen. Aufbau der Existenz. Ja. Erziehung der Kinder. Sicher. Das waren die Hauptthemen. Hätte man über Sex geredet, es hätte sich ziemlich öd angehört. Zumal nach ein paar Jahrzehnten Ehe. Sex war brav. Selten. Eher leidenschaftslos.

Doch, wir hatten Sex. Das war vielleicht schon mehr, als manche andere Paare sagen konnten. Unsere Ehe war gut. Sie war besser als alles, was wir in der Richtung kannten. Rundherum. Wir hatten uns im Laufe der Zeit nicht auseinandergelebt. Im Gegenteil. Wo der eine anfing, wo der andere aufhörte. Wir wussten es nicht mehr genau. Unsere Lebenslinien verliefen nicht parallel. Sie waren zu einem Strang geworden.

Es hatte Versuche gegeben. In unserer wilden Zeit. Ich hatte Bücher über Tantra gelesen. Mehrere. Ich hatte mich dafür interessiert. Für die Methoden, die sexuelle Lust zu steigern. Hängen geblieben war die genaue Reihenfolge der kurzen und der langen Stöße. Die kurzen gehen nur fünf Zentimeter hinein und erregen trotzdem genauso wie die langen. Magda hatte das Mathematik genannt. Sie war sich vorgekommen wie ein Objekt. Dann hatte sie gemerkt, dass es funktioniert. Unser Sex-Fundus bestand aus dem damals – als wir jung waren – Üblichen plus der Tantra-Reihenfolge der kurzen und langen Stöße.

Seitensprung war bei uns kein Thema. Weder bei Magda noch bei mir. Undenkbar. Ging gar nicht. Gefühlsmäßig. Swingerklub? Wir beide. Nicht einmal ein Gedanke. Oder ein Gedanke vielleicht schon, aber ein stiller. Ein heimlicher. Ein unaussprechlicher.

Magda schwieg. Es war, als könnte ich hinter ihre Stirn sehen. Wie es rotierte. Wie die Neugier mit dem Anstand kämpfte. Ja, es war Neugier. Warum auf einmal?

»Partnertausch?«, fragte sie. »Käme für mich nicht infrage.«

»Muss es auch nicht«, sagte ich.

Eine Zeit lang war sie still. »Muss es auch nicht?«, fragte sie nach einer Weile. »Wie meinst du das eigentlich?«

»Dass dich niemand in einen Swingerklub schleppen will«, sagte ich. »Ich jedenfalls nicht.«

»Das will ich hoffen«, sagte sie.

Etwas in diesem Satz klang, als wäre sie ein kleines bisschen enttäuscht.

»Wenn es dich wirklich interessiert, können wir einmal hingehen und zusehen«, sagte ich.

»Wie?«

»Hingehen. Zusehen. Herausfinden, was passiert. Nur so.«

»Nur so?«

Ich zuckte mit den Schultern. »Ich dachte, es hätte dich interessiert. Wegen der Reportage. Aber egal.«

Sie dachte wieder eine Weile nach. »Es könnte etwas passieren«, sagte sie schließlich.

»Was soll geschehen?«

»Was dort eben so geschieht.«

Ich fasste mir ein Herz und stand auf. Intuitiv, weil ich das Gefühl hatte, dass vielleicht etwas in Bewegung kam, und Bewegung war immer gut. Ich ging um den Tisch herum. Ich war noch im Morgenmantel. Vor ihr blieb ich stehen. Ich öffnete leicht den Mantel. »Schau, was passiert ist«, sagte ich. »Nur vom Reden.«

»Nur vom Reden«, wiederholte Magda. Durchaus beeindruckt.

Das war der Anfang unserer erotischen Frühstücksgespräche.

Magda

Ich wachte auf und wusste, was ich wollte. Sex. Ich wollte Sex, jetzt. Ich tastete nach Bernhard. Sofort war er wach. Ich war nicht sicher, was er vermutete. Vielleicht dass ich etwas im Haus gehört hatte. Ein Katze am Dach. Mit meinem Begehren hatte er sicher nicht gerechnet. Doch er reagierte sofort und kam unter meine Bettdecke.

Er tat, was wir immer taten, wenn wir miteinander schliefen. Er lag seitlich neben mir und streichelte mich. Er küsste meinen Hals, berührte meine Brüste, ließ seine Hand tiefer wandern, wartete, bis ich es zuließ, dass er meine Beine auseinanderdrückte, legte sich auf mich, wandte die Tantra-Technik an, neun kurze seichte Stöße, ein langer tiefer, acht kurze seichte, zwei lange tiefe und so weiter. Das hatte sich bei uns am besten bewährt, deshalb war es zur Gewohnheit geworden.

Wir ließen uns dabei Zeit, und trotzdem dauerte es nie sehr lange. In den jungen Jahren hat man zwar die Kraft und die Ausdauer, aber die Erfahrung und die Harmonie der Leidenschaft lernt man erst später kennen. Wenn wir Sex hatten, kamen wir immer gemeinsam zum Höhepunkt. Das funktioniert, wenn man eine innige Beziehung hat. Bloß hatten wir nicht allzu oft Sex.

Gemeinsam zum Höhepunkt waren wir auch schon gekommen, bevor Bernhard die Tantra-Technik entdeckt hatte. Für ihn hatte sie den Vorteil, dass er länger durchhielt. Für mich, dass er damit meine Erregung steigerte. Doch heute wäre das gar nicht nötig gewesen. Heute ging bei mir alles schneller. Heute kam ich ihm entgegen. Ich merkte, dass es ihn überraschte. Dass er zuerst gar nichts damit anfangen konnte.

Danach wussten wir beide, dass diesmal etwas anders gewesen war. Wir lagen nebeneinander in unserem Ehebett im Insel-Haus, schauten stumm zur Decke und fühlten uns, als wären wir gerade angespült worden. Aus irgendeiner Zeitstarre im pulsierenden Leben. Ich fühlte mich so, und ich wusste, dass er sich auch so fühlte.

Für Bernhard war das vermutlich eine aufregende und gute Sache. Männer sind da so. Anders gepolt und anders erzogen in ihrer Männerwelt. Sie, die Samenverteiler und Menschheitserhalter. Aber ich steckte ein wenig im Dilemma.

Ich war noch in dem Geist aufgewachsen, dass man so etwas nicht tat, sich von der Sinnlichkeit leiten zu lassen. Wenn man als Frau schon Sex haben musste, bitte. Aber Lust dabei empfinden? Das gehörte sich nicht. Frauen erfüllten ihre Pflicht, in der Küche, bei der Kindererziehung und im Bett. Die Pflichterfüllung in der Küche und bei der Kindererziehung durfte ihnen Spaß machen. Machte ihnen auch die im Bett Spaß, dann waren sie Flittchen. Dann waren sie verdorben.

Dass auch in den prüdesten Zeiten schon immer zwei zum sinnlichen Sex gehört hatten, hatte in meiner Jugend nie jemand laut ausgesprochen. Ebenso wenig hatte jemand darüber geredet, dass die Männer schon längst die Lust verloren hätten, wenn die Frauen ganz und gar kein erotisches Interesse gezeigt hätten. Es war die Ära der großen Scham gewesen, die mich geprägt hatte, und die durch und durch verlogen war. Denn es sah wohl niemand die Dinge so, wie sie in meiner Jugend gepredigt worden waren.

Bernhard hatte mir die Scham genommen, soweit das für unsere Art der körperlichen Liebe notwendig gewesen war. Was zwischen uns geschah, konnte keine Sünde sein. Doch es gab Grenzen. Bernhard, von dem die Initiative zum Sex meistens ausging, hatte diese Grenzen anfangs ausgelotet. Weit war er nicht gekommen. Ich war erleichtert gewesen, als diese Phase vorbei gewesen war und sich die Dinge eingependelt hatten. Ich hatte manchmal gedacht, dass etwas fehlte, aber auch, dass es wahrscheinlich besser so war.

Jetzt waren da diese Neugierde und dieses morgendliche Erlebnis, das sie noch gemehrt hatte. Den ganzen Tag über ging ich wie auf Wolken. Wolken in der Küche, als ich das Frühstücksgeschirr abwusch. Wolken im Garten, als ich mir einen Liegestuhl in die Sonne stellte. Wolken auf der Straße, als wir mit unserem kleinen Renault einkaufen fuhren. Wir fuhren immer gemeinsam einkaufen, in Wien genauso wie auf Teneriffa. Gemeinsam machten wir den Speiseplan für die ganze Woche, gemeinsam holten wir aus dem *Mercadona,* was wir dafür brauchten. Das war auch heute so. Aber heute fühlte es sich an wie ein Vorspiel. Nach dem Sex war vor dem Sex. Auch das war ich nicht mehr gewöhnt.

Es war später Nachmittag, als wir unser Teneriffa-Tagwerk erledigt hatten und uns auf die Terrasse setzten. Es war wärmer jetzt, obwohl der Wind nicht nachgelassen hatte. Ansonsten schien es, als wäre keine Zeit vergangen seit unserem Frühstücksgespräch. Das Thema war sofort wieder da. »Wir sollten immer ehrlich zueinander sein«, sagte Bernhard, als wäre das die Fortsetzung eines Gespräches, das wir die ganze Zeit in Gedanken geführt hatten. »In dem Sinn, dass wir uns immer alles sagen.«

»Haben wir das nicht ohnedies immer getan?«, fragte ich.

»Ich rede von Sex«, sagte er.

Er hatte recht. Wir hatten uns immer alles gesagt. Das schon. Doch wir hatten Sex in gewisser Weise als blinden Fleck akzeptiert. Ich früher, er später.

»Ich möchte, dass wir es uns immer offen sagen. Was uns neugierig macht. Was wir interessant finden. Was uns ein Kribbeln verursacht.« Seine Sätze kamen wie üblich dahergeflogen. Er sprach immer kurz, fast abgehackt, als diktiere er ein Telegramm. »Verstehst du? Das ist wichtig.«

»Ich war ehrlich«, sagte ich. »Mit dem Swingerklub. Ich habe davon zu reden angefangen. So ehrlich war ich in der Hinsicht noch nie.«

»Eben«, sagte er. »Dadurch ist etwas in Bewegung gekommen. Es wäre schön, wenn das so bleiben würde.«

»Okay«, sagte ich zögernd. Sie kam mir in diesem Moment schon wieder anstrengend vor, diese Ehrlichkeit.

Bernhard stand auf, ging um den Tisch herum, nahm meine Hand und führte mich ins Haus, zum Sofa. »Zieh deine Jeans aus«, sagte er.

»Wie redest du mit mir?«, sagte ich.

Er setzte mich aufs Sofa und zog mir selbst die Jeans aus. Einen Augenblick hielt er inne. Ich wusste, wo er hinsah, ich wusste, was er sah. Ich mochte dieses Gefühl, von ihm betrachtet zu werden. Wir liebten uns abermals. Langsam, vorsichtig und geduldig.

Das war der Anfang unseres neuen Liebeslebens.

Bernhard

Wir waren in einen Jungbrunnen gefallen, und ich wollte so lange wie möglich da drinbleiben. Schon jetzt hätte ich diesem Boulevardsender für seine Reportage einen Dankesbrief schreiben können, dachte ich. Oder der Polizei. Für die Razzia. Oder dem Swingerklub. Den Teil darüber, was dort eigentlich das Verbrechen gewesen war, hatte Magda nicht gesehen. Egal. Wir fühlten uns lebendiger. Glücklicher. Ich war stolz. Wir hatten innerhalb einer Woche fünfmal Sex. Es kam mir vor, als könnte unmöglich jemand auf der Insel, der in unserem Alter war, so viel Sex haben wie wir.

Wenn ich in den Spiegel sah, erinnerte ich mich an früher. Mein Blick war offener. Die Falten waren zwar noch da. Aber nicht mehr so tief. Magda trug Sommerkleider, die lange im Schrank geblieben waren. Frischere Farben. Körperbetonte Schnitte. Sie hatte eine ziemlich gute Figur für ihr Alter. Sehr schlank. Sehr beweglich. Sehr biegsam. Das zeigte sie jetzt auch eher.

Schlank waren wir beide. Ohne uns darum bemühen zu müssen. Wir ernährten uns gut. Achteten auf unser Äußeres. Aber die Zeit war natürlich nicht spurlos an uns vorübergegangen. Sie blieb nie stehen, auch wenn ich jetzt ein bisschen das Gefühl hatte, dass sie es tat oder dass sie sogar in die andere Richtung lief.

Ich dachte nicht allzu viel über die Ursachen dafür nach. Magda hatte diese Reportage gesehen. Aber hatte sie nicht schon davor oft genug ähnliche Reportagen gesehen und einfach den Sender gewechselt? Hatte wirklich die Reportage etwas mit ihr gemacht, oder hatte sie sich verändert, und deshalb hatte sie die Reportage das mit sich machen lassen? Wenn das so war, warum hatte sie sich verändert? Waren es einfach die Hormone? Hatten wir in unserem Leben durch eine lange Beziehung, in der wir uns nie ernsthaft gegenseitig verletzt hatten, das Meiste richtig gemacht und ernteten wir jetzt die Früchte dafür? Das alles spielte eigentlich keine Rolle. Darüber konnte ich auch noch nachdenken, wenn alles wieder vorbei sein würde, und ich hoffte, dass ich darauf möglichst lange warten musste.

Vorerst inspirierte uns der Gedanke an den Swingerklub weiterhin, und manchmal brauchten wir keine Inspiration, weil da so ein Grundgefühl war. Wenn es darum ging, unsere Inspiration auf die Probe zu stellen und tatsächlich so einen Klub zu besuchen, schwankten wir.

Ja, versuchen wir es.

Nein, lassen wir's lieber.

Ja, gehen wir.

Nein, bleiben wir daheim.

Wir nahmen dabei allmählich unsere Rollen ein. Magda die der Zögerlichen. Ich die des Befürworters.

Doch wenn ich darüber redete, tat ich es gar nicht so sehr mit dem Ziel, tatsächlich so einen Klub zu besuchen. Ich tat es, selbst wenn es vermeintlich um einen tatsächlichen Besuch ging, vor allem um die Quelle unserer Inspiration ergiebig zu halten. Ich hatte Angst, dass unser Liebesleben wieder im Sand verlaufen würde. Wie es schon einmal passiert war.

Selbst als wir eine Vereinbarung in fünf Punkten für unser neues Liebesleben trafen, ging es vor allem um das Kribbeln, das allein die Möglichkeit bei uns verursachte.

Erstens. Gegenseitige Offenheit.
Zweitens. Jeder tut nur, was er gerne tut.
Drittens. Jeder strebt nach der größtmöglichen Lust. Nicht nur für sich. Auch für den anderen.

Viertens. Was immer geschieht, darf nur mit Zustimmung des anderen geschehen.

Fünftens. Sind andere außer uns beteiligt, müssen sie unsere Regeln respektieren.

Fünfmal Sex in der ersten Woche – und danach zählte ich nicht mehr mit. Nach vier Wochen hatten wir gefühlt mehr Sex gehabt als in den 40 Jahren davor. Meistens passierte es morgens oder am Vormittag. Bei jungen Menschen spielt die Tageszeit keine große Rolle, aber bei älteren verbraucht sich der Körper bis zum Abend. Manchmal liebten wir uns zweimal am Tag oder noch öfter. Das ging, weil ich selten kam. Ich sparte mir die Energie. Anders hätte es nicht funktioniert. Potenzmittel für den täglichen Einsatz waren für mich kein Thema. Zu viel Chemie.

Unsere Frühstücksgespräche wurden zum Dreh- und Angelpunkt unserer erotischen Spannung. Sie wurden zu einem Freiraum, in dem alles erlaubt war und in dem wir immer mehr wagten. Dann erzählte mir Magda zum Beispiel eine erotische Szene aus einem Buch. Eine Frau betrügt ihren Mann, und er sitzt auf dem Balkon und beobachtet sie durch das Fernglas. Über diese Roman-Episode redeten wir mehrmals.

»Wir müssen noch einmal über unsere Regeln nachdenken«, sagte Magda einmal.

»Willst du sie ergänzen?«

»Die Regeln sind in Ordnung«, sagte sie. »Bloß was ist, wenn ...«

»Wenn was?«

»Wenn du irgendwo anders mit einer anderen schläfst? Wenn ich nicht dabei bin?«

Ich lächelte. »Das wird nicht passieren«, sagte ich.

Dann schuf Magda mit einem einzigen Wort eine erotische

Spannung, die für viele Tage reichte. Sie sagte es leichthin, als würde es nichts Besonderes bedeuten. Als würde es nicht alles, das wir in unserem Leben über die Ehe, die Liebe und die Lust mitbekommen hatten, grundsätzlich hinterfragen. Das Wort lautete »schade«.

»Schade«, sagte Magda.

Das bedeutete: schade, dass du nicht irgendwo anders mit einer anderen schlafen wirst. Wenn ich nicht dabei bin.

»Was?«

»Du hast richtig gehört. Ich finde es schade. Ich bin auch etwas erstaunt darüber. Aber mir gefällt der Gedanke.«

»Was daran würde dir gefallen?«, fragte ich. »Die meisten Frauen hätten doch das Gefühl, dass ihr Mann sie betrügt. Du regst mich zum Seitensprung an?«

»Nicht zum Seitensprung«, sagte Magda. Seitensprung ist Betrug. Ich meine etwas anderes. Du tust es, und hinterher erzählst du mir alles. Du tust es ein wenig sogar, um mir hinterher alles zu erzählen.«

»Du würdest alles wissen wollen?«

»Nicht davor.« Sie überlegte kurz. »Nein, davor nicht. Aber danach.«

»Du steckst wirklich voller Überraschungen«, sagte ich.

»Nicht gut?« Sie sah mich unschuldig an.

»Vielleicht tue ich es«, sagte ich. »Ich werde aus dem Haus gehen. Und mit einer Geschichte heimkommen, die dich umhaut.«

Magdas Gesichtsausdruck änderte sich. Etwas stimmte nicht.

»Hab ich etwas Falsches gesagt?«, fragte ich.

»Das wolltest du immer schon, gib es zu«, sagte sie.

»Was denn?« Ich verstand nicht.

»Mit anderen Frauen schlafen.«

Frauen konnten dermaßen kompliziert sein. Dermaßen launisch. Dermaßen undurchschaubar. Gerade war es noch ein Spiel gewesen. Jetzt war ich der Böse.

»Hör mal, Magda ...«

Sie machte eine Geste wie ein »Ach«. Ach, interessiert mich alles nicht mehr. Sie fegte das Thema vom Tisch. Dabei sah sie mir in die Augen, und wir wussten beide, dass sie mich nicht nur auf die Probe hatte stellen wollen. Sie hatte wohl hinterher das Gefühl gehabt, sich selbst überholt zu haben, und deshalb noch schnell die Kurve zur alten Magda gekriegt. In dem Blick, den wir austauschten, lag auch eine Übereinkunft darüber, dass dieses Thema wie der Swingerklub im Fundus unserer gemeinsamen erotischen Fantasien bleiben würde.

Dieser Fundus wuchs ganz allmählich. Zum Beispiel, als Magda bei einem Frühstück eine Frage an mich richtete, die nahelag, und auf die ich trotzdem nicht vorbereitet war. »Immer reden wir nur von mir«, sagte sie, »was ich will, was mich erregt, was ich mir vorstellen kann. Was ist eigentlich mit dir? Was erregt dich?«

»Mich erregt die Vorstellung, dass ein anderer Mann seinen Penis in dich steckt«, sagte ich. »Sofern ich die Erlaubnis dazu erteilt habe. Und dabei zusehe.«

So genau hatte ich es gar nicht sagen wollen. Aber heute war der Tag dafür.

»Ich brauche keinen anderen«, sagte sie. »Ich glaube, ich habe genug mit dir.«

»Schön, dass du das sagst. Aber nimm an: Du willst noch, aber ich kann nicht mehr. Ich bin zu früh gekommen, oder es ist einfach nur, weil ich ein bisschen älter geworden bin.«

»Na ja«, sagte sie und zuckte mit den Schultern, »das kommt eben vor.«

»Ich meine das ernst«, sagte ich.

»Wirklich?«

Ich wusste es nicht genau, aber ich vermutete, dass die Dinge, die den Fundus unserer gemeinsamen erotischen Fantasien nach einigen Wochen ausmachten, in Wirklichkeit nichts Besonderes waren. Dass viele verheiratete Menschen solche oder ähnliche Fantasien hegten, sonst würde es ja wohl auch nicht so viele Swingerklubs und Partnertauschbörsen geben.

Bloß waberten bei den meisten Paaren unseres Alters diese Dinge nur unausgesprochen und nicht einmal richtig ausgedacht durch die Schlafzimmer, falls dort überhaupt noch etwas waberte. In Wirklichkeit bestand die sexuelle Revolution in unserem Leben zu diesem Zeitpunkt darin, dass wir miteinander darüber sprachen. Wir ahnten vielleicht, dass das erst der Anfang war, aber vorerst reichte es uns vollkommen.

Magda

»Magda. Bitte. Aus.«

Ich hielt inne. Bernhard keuchte unter mir und schubste mich herunter, kurz vor seinem Höhepunkt.

Ich zog den Träger meines Unterkleides, der abgerutscht war, wieder hoch. Er nahm einen Schluck Wasser aus dem Glas neben dem Bett. Wir hatten uns angewöhnt, immer welches hinzustellen, um nicht zu wenig Flüssigkeit zu kriegen. Er trank wie ein Verdurstender.

Ich hatte fast den Eindruck, als spiele er mir den Erschöpften vor, um mir unsere Fantasie mit dem zweiten Mann in unserem Bett näherzubringen. Als ich einen Witz darüber machte, setzte er sich auf und suchte seine Pantoffeln. »Komm«, sagte er nur. »Gehen wir frühstücken. Ich habe Hunger.«

Es war warm genug für ein Frühstück auf der Terrasse. »Seit ein paar Wochen haben wir ein Liebesleben wie früher, bevor Simon zur Welt kam«, sagte Bernhard, während er sorgsam ein Ei schälte. »Versteh mich bitte nicht falsch. Ich finde das herrlich. Aber ich bin keine 20 mehr. Oder 30. Oder 40. Oder 50. Ich bin 67.«

Ich wollte ihn unterbrechen, aber er holte auf diese bestimmte Art Luft, die gewöhnlich bedeutete, dass es eine längere Rede wurde. »Sex ist für einen Mann auch anstrengend«, sagte er. »Ich schlafe ein. Sofort nach dem Höhepunkt. Ich bin erregt. Aber ich bin hinterher manchmal halb tot. Dann wache ich auf. Nach stundenlangem Schlaf. Und bin immer noch halb tot. Deshalb verzichte ich manchmal auf den Höhepunkt. Das spart Kräfte. Es ist deshalb nicht ganz fair, wenn du mich dazu zu zwingen versuchst.«

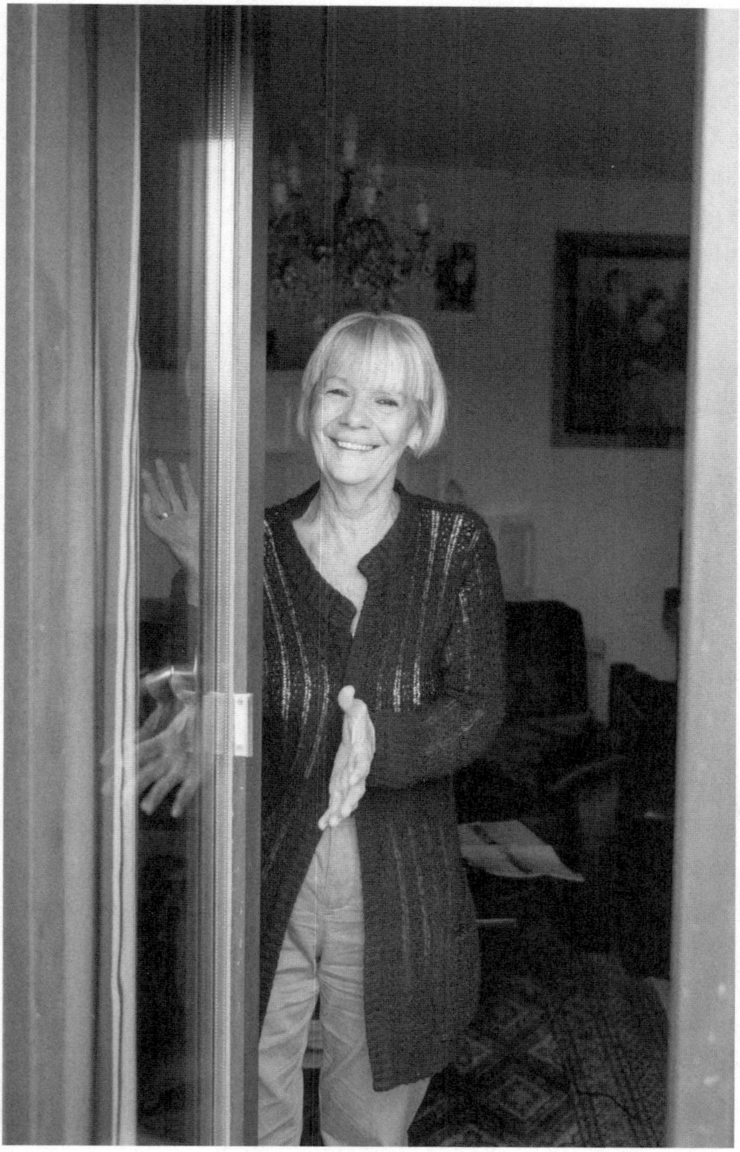

Das klang ein wenig, als wäre ich eine Nymphomanin. Oder doch nicht? Manchmal überforderte mich unsere neue Offenheit noch. Um Zeit zu gewinnen, wollte ich den Tisch abräumen.

»Lass das doch jetzt«, sagte Bernhard, nahm mir das Geschirr aus der Hand und stellte es wieder hin. »Ich helfe dir später.« Er redete weiter. »Hätte ich jedes Mal einen Höhepunkt, würdest du die Agilität eines bald Siebzigjährigen anders beurteilen«, sagte er.

»Mir fehlt etwas, wenn du keinen Höhepunkt hast«, sagte ich. »Ich finde es ausgesprochen sexy, wenn du einen hast. Es ist so eine Art Triumph für mich. Ein Sieg.«

»Deshalb sitzt du so gerne auf mir«, sagte er.

»Nicht nur deshalb.«

»In dieser Position kann ich alle meine Künste, mich zurückzuhalten, vergessen«, sagte er. »So hast du mich in deiner Gewalt. Das hast du herausgefunden, und jetzt nützt du es aus.«

Ich war wegen des Geschirrs aufgestanden, doch jetzt setzte ich mich wieder. »Es tut mir leid«, sagte ich. »Es war mir nicht bewusst, dass ...«

»... ich ein alter Mann bin, der nicht jeden Tag dreimal kann?«

Er nahm meine Hand, zog mich um den Tisch herum auf seinen Schoß und küsste mich. Mir wurde schon wieder ganz anders. Ich kannte mich so nicht, aber die Stimmung in diesen Tagen auf Teneriffa machte das mit mir. Trotzdem hielt ich mich zurück. Immerhin hatte mir mein Mann gerade vorgeworfen, ich würde ihn zum Höhepunkt zwingen. Obwohl es eigentlich nie danach ausgesehen hatte, als hätte ich ihn zu irgendetwas zwingen müssen.

Bernhards Hände waren in meinem Hauskleid, das ich nach dem Aufstehen rasch übergezogen hatte. Ich hatte ein Gefühl, als könnte ich gleich an Ort und Stelle mit ihm vom Sessel sinken. Obwohl wir so etwas nie taten. Wir legten schon lange Wert auf Bequemlichkeit beim Sex. Ein Bett. Oder zumindest ein Sofa. Dorthin lotste er mich auch jetzt. Zum Sofa im Wohnzimmer.

Wir machten Liebe. Langsam und innig. Nach Gesprächen wie dem von gerade eben, das so schnell von der Gefahr einer Missstimmung in die Versöhnung geführt hatte, waren wir einander immer besonders nahe. Die Erregung von vorhin verwandelte sich in Wärme und Dankbarkeit, in ein Zusammengehörigkeitsgefühl, das mich jedes Mal wieder überwältigte.

Dabei fragte ich mich, wie es wäre, wenn da tatsächlich noch ein Mann wäre, kein wichtiger, nur einer, der eine erotische Rolle spielte. Ich dachte daran, wie ich das früher, als junge Frau, abgelehnt hätte. Es wäre mir vollkommen pervers erschienen. So war das jetzt nicht mehr. Ich hatte bloß das Gefühl, es nicht zu brauchen. Doch mein Gedanke daran machte die Innigkeit dieses Momentes auf seltsame Weise intensiver.

Bernhard

»Ich sollte mich rasieren«, sagte ich.

Magda sah auf.

Wir saßen beim Frühstück auf der Terrasse. Der Atlantik glitzerte in der Ferne. Wir hatten uns über den Unterschied zwischen der kanarischen und der österreichischen Butter unterhalten. »Ausnahmsweise kein anzügliches Frühstücksthema«, hatte Magda gesagt.

»Stimmt nicht ganz«, hatte ich geantwortet. »Denk an Marlon Brando. Der letzte Tango in Paris. Erinnerst du dich?«

»Dunkel. Geht es nicht um Unterwerfung und Verzweiflung und ...?«

»... Butter. In dem Film haben sie Butter als Gleitmittel verwendet.«

»Wir wollten einkaufen gehen«, sagte Magda jetzt. »Beeil dich also bitte mit der Rasur.« Als ich sitzen blieb, fügte sie hinzu: »Oder soll ich das heute für dich übernehmen?«

»Gute Idee«, sagte ich. »Du rasierst mich. Ich rasiere dich.«

Sie lachte und fuhr sich übers Kinn. »Ist mein Damenbart schon so dicht?«

»Damenbart«, sagte ich, »so kann man es auch nennen.«

Magdas Augenbrauen verschwanden fast unter ihrem blonden Pony.

Wir hatten schon darüber gesprochen. Über Intimbehaarung. Dass sie eigentlich hinderlich war. Dass viele Menschen sie unhygienisch fanden. Wir hatten uns nie rasiert, weder sie noch ich. Es gehörte nicht zu unserem Fundus. Es wäre ein Schritt zu viel gewesen.

Doch auch in diesem Punkt war jetzt etwas anders.

»Alle rasieren sich inzwischen«, sagte Magda. »Es steht in den Frauenzeitungen.«

»Du liest doch keine Frauenzeitungen«, sagte ich.

»Mehr, als du denkst«, sagte sie. »Ich lese sie in Wartezimmern. Eine Frau erfährt dort wichtige Dinge. Warum Männer nicht nach dem Weg fragen wollen. Ob Muttersöhne die besseren oder die schlechteren Liebhaber sind.«

»Ist das wichtig?«

Sie lachte. »Es gibt Zupfen«, sagte sie. Sie verzog das Gesicht. »Und Wachsen.« Sie verzog das Gesicht. »Und Enthaarungsspray.« Sie verzog das Gesicht. »Und Rasieren.« Sie neigte den Kopf zur Seite.

Ich wusste, was ich zu tun hatte. Ich ging hinauf ins Badezimmer, um Rasierer zu holen. »Bist du sicher?«, fragte ich von der Treppe aus.

»Ich will mich nicht genieren«, sagte sie. »Falls wir einmal wirklich in einen Swingerklub gehen.«

Ich kam mit einer Schüssel zurück. Darin war warmes Wasser. »Willst du es ganz glatt? Oder soll ich einen Streifen stehen lassen?«

Sie stand auf und ging ins Schlafzimmer. Ich ging mit der Schüssel hinter ihr her. »Hier ist es bequemer«, sagte sie. »Sie öffnete die Beine. »Mach alles weg. Wenn schon, denn schon.«

Ich seifte sie vorsichtig ein. Ich merkte, dass es sie nervös machte, dass es ihr aber auch gefiel. Sie stützte sich auf die Ellbogen. Sah mir auf die Finger. Ich nahm den Rasierer. Sie zeigte keinerlei Unsicherheit. Soweit vertraute sie mir. Empfindliches Terrain, dachte ich. Vorsicht ist geboten. Aber auch nicht zu zaghaft vorgehen.

Entschlossen zog ich ihre Schamlippen zur Seite. Ich brauchte eine glatte Fläche. Nicht ganz leicht in dieser wulstigen Gegend.

Die außerdem etwas glitschig wurde. Magda merkte nichts von meinen Bedenken. Ich betrachtete den heikelsten Punkt. Die Klitoris. Nicht auszudenken, wenn ... »Irgendwas unangenehm?«, fragte ich.

Sie schüttelte den Kopf. Ich sah es aus den Augenwinkeln. Mir kam vor, als würde ich jedes Haar einzeln abschneiden. So sorgfältig ging ich vor. »Geht's noch?«, fragte ich.

»Klar«, sagte sie.

Am Ende fehlte nur noch der Puder. Ich betrachtete mein Werk. Sie lag genau richtig. Direkt an der Bettkante. Die Beine immer noch gespreizt. Es dauerte keine zwei Minuten. Dann war sie so weit. Unglaublich, dachte ich. Was aus einem im Sand der Jahrzehnte verlaufenen Liebesleben werden kann. Was Gespräche bewirken können. Auch bei älteren Menschen wie uns.

Viele glaubten, mit dem Sex sei es für sie vorbei. Glaubte ich auch. Manchmal. Und jetzt wollte ich. Anders als in meiner Jugend. Aber laufend. Ich hatte mehr Sex als mit 35. Damals hätte ich einfach nicht so viel Zeit gehabt.

Anschließend nahm ich mir meine eigene heikle Zone vor. Irgendwie war das einfacher. Wenn mir dabei ein Missgeschick passierte, verstümmelte ich nur mich selbst. Außerdem war die Landschaft um einiges flacher. Zugänglicher. Der Stamm, der aus der Mitte ragte, war unbewachsen. Nur die Hoden waren etwas unwegsamer.

»Alle Achtung«, sagte Magda, als ich fertig war. »Sieht jetzt viel größer aus.« Sie tastete an den Sehenswürdigkeiten herum. »Fühlt sich auch anders an, samtig, ein ganz neues Gefühl.« Doch sie wirkte abwesend.

»Woran denkst du?«, fragte ich. »An den Swingerklub?«

Magda nickte. Sie zog sich ein Sommerkleid über.

»Jetzt müssen wir uns nicht mehr schämen«, sagte ich.

»Wenn du glaubst, dass ein paar Haare das Einzige sind, wofür ich mich schämen könnte, bist du ein glücklicher Mensch«, sagte sie.

Magda war wie gesagt eine ausgesprochen attraktive Person. Obwohl sie gleich alt wie ich war. 67. Sie bestand darauf, dass sie sogar älter war. Ein paar Monate. Im Frühherbst des Lebens ist nicht jede Frau eine Augenweide. Magda schon. Und nicht nur für mich. Sie ist zierlich. Etwas kleiner als ich. Obwohl ich auch kein Riese bin. Sie hat eine sportliche Figur. Die richtigen Kurven. Tolle Beine. Immer noch. Gerade genug Busen. Neugier im Blick. Ein strahlendes Lächeln. Eine blonde Ausführung der Lebensfreude. Vor allem neuerdings. »Du siehst großartig aus«, sagte ich. »Besser denn je.«

Es hatte auch schlimmere Zeiten in unserem Leben gegeben. Die sie gezeichnet hatten. Damals. Nach Simons Geburt. Das Skalpell. Der Chirurg hatte es nicht richtig gereinigt nach dem Kaiserschnitt. Das Fieber stieg. Das Krankenhaus war kein Fünf-Sterne-Etablissement. Mehrere Tage ließ man sie im selben Nachthemd in derselben Bettwäsche liegen. 40 Grad Fieber. Über Tage hinweg. Dann merkten sie, dass unter der Bauchdecke alles eitrig war.

Sie mussten schneiden. Noch einmal. Diesmal ohne Narkose. Weil sie die nicht überlebt hätte. Sie banden sie fest und holten den Eiter mit einem Löffel heraus. Ich dachte, sie würde sterben. Die Ärzte dachten das ihren Blicken nach auch. Sieben Wochen konnte sie das Baby nicht sehen. Hatte keine Muttermilch. Nur noch 45 Kilo.

»Bevor meine Frau hier zugrunde geht, nehme ich sie lieber mit nach Hause«, sagte ich. Das tat ich auch. Mir stiegen immer die Tränen in die Augen, wenn ich daran dachte. Heute noch. Sie war so tapfer gewesen.

»Ja, damals«, sagte sie, als hätte sie meine Gedanken gelesen.

Es wunderte mich nicht. Das kam öfter vor. Bei Menschen, die so lange verbunden waren wie wir. Die so etwas durchgemacht hatten. Die so zusammengeschweißt waren. Für uns hatte diese Form der Telepathie nichts Geheimnisvolles. »Damals habe ich ausgesehen wie eine Greisin«, sagte sie.

»Jetzt siehst du aus wie eine Göttin.«

Ich wollte die trüben Gedanken vertreiben. Aber ich meinte es auch so.

»Du bist lieb«, sagte sie. »Aber blind.«

Wir lachten.

Ich zog sie vor den Spiegel.

Ernsthaft betrachtete sie sich eine Weile. Begutachtete sich. Urplötzlich zog sie ihr Sommerkleid über den Kopf. »Und jetzt?«, sagte sie. »Immer noch eine Göttin?«

Es war blitzschnell gegangen. Meine kleine Verblüffungspause nahm sie als Antwort.

»Siehst du.«

Sie deutete auf ihr Spiegelbild. Dann auf alles, was man Problemzonen nannte. »Bitte sehr«, sagte sie, »der Hintern, schau, wie es den nach unten zieht, und die Falten, die er dabei legt.« Sie zupfte mit Daumen und Zeigefinger an sich herum. »Die Oberschenkel, da, die Haut, fast eine Hügellandschaft.« Sie stocherte mit den Fingern in sich hinein. »Der Bauch, fällt dir dazu noch so etwas ein wie ‚straff'? Fest? Knackig? Lüg mich jetzt nicht an.«

Ich sagte gar nichts. Das war im Moment besser.

»Und wir sind noch gar nicht beim Ärgsten.« Sie nahm ihre Brüste in die Hand. Drückte sie aneinander. Und nach oben. »So gehört das. Aber dazu brauche ich bald keinen Push-up-BH mehr, sondern einen Kran.«

»So groß sind sie auch wieder nicht«, sagte ich.

Autsch. Fehler.

Ich sah es in ihren Augen. Wie konnte ich nur so dumm sein, ich Trottel? Da gab es nur ein Gegenmittel. Ich zog mir das T-Shirt über den Kopf. Ließ die Hose hinunterrutschen. Schob sie vom Spiegel weg. Stellte mich meinen eigenen Problemzonen. »Na? Ist das vielleicht besser? Sixpack? Wabbelig. Oberarme? Reden wir nicht darüber. Hintern? Schwerkraft. Hals? Runzelig.«

»Darum geht es ja gar nicht«, sagte Magda. »Nicht um den Vergleich du und ich. Es geht darum, was wir verdrängen. Wir finden uns trotzdem schön, weil wir uns lieben. Wir haben uns gut gehalten, weil wir auf uns aufpassen. Ja, sicher. Aber wir sind keine 30 mehr. Oder 40. Nicht einmal 50. Und die Fünfzigjährigen sind vermutlich schon die Methusalems in so einem Swingerklub. Hast du keine Angst, dass uns dort niemand haben will? Niemand anschauen will? Und schon gar keiner etwas mit uns anfangen will?«

Sie legte mir die Hände auf die Schultern. »Bernhard, wir sind ältere Menschen«, sagte sie. »Vielleicht schöner als andere ältere Menschen, aber für die Augen von jüngeren Menschen macht das wenig Unterschied. Ein runzeliger Pfirsich wird nicht ansehnlicher, wenn die Runzeln im Vergleich zu anderen Pfirsichen weniger sind. Man will nicht hineinbeißen. So einfach ist das.«

»Aber genau das sind die guten Pfirsiche. Reif. Das sind die mit der richtigen Süße. Das schmeckt jeder sofort.«

»Sofern er gekostet hat. Aber ich sage dir noch etwas. Wenn ich 30 wäre, oder 40, Mann oder Frau, ich würde nicht an uns kosten. Du?«

»Ehrlich? Ich weiß es nicht.«

»Ach, Bernhard.« Magda seufzte. »Vielleicht haben sie extra

Veranstaltungen für uns. Meno-Pausen-Kränzchen. Oder Prostata-Stammtische.«

Auf dieser Ebene konnte das Spiel unserer Fantasie auch stattfinden.

»Wollten wir nicht zum Supermarkt fahren?«, fragte ich.

Rasieren blieb eine Weile Thema. Erstens, weil man es regelmäßig machen muss, damit es Sinn hat. Zweitens, weil wir keine bessere Lösung fanden. Der Enthaarungsspray war zwar einfacher als Rasieren, aber ebenso wenig eine Dauerlösung.

Haare waren für uns schon seit einer Weile ein leidiges Thema. Sie wuchsen zusehends dort, wo wir sie nicht haben wollten, während sie dort, wo wir gerne mehr gehabt hätten, immer spärlicher und immer weißer wurden. Bernhard störte vor allem das Weiß. Es mache jeden Mensch alt, egal, wie jung er geblieben war. Er hatte schon immer alles Mögliche versucht, um die Zeit auf seinem Kopf zurückzudrehen. Die Lotion, die er noch nicht probiert hatte, gab es nicht.

Eine Weile hatten wir es mit einer Laserlampe aus dem Internet versucht. Sie gab Laserblitze ab und schädigte angeblich nach mehrmaliger Anwendung die Haarwurzeln derart, dass der Anwender über Wochen hinweg nicht mit nachwachsenden Haaren rechnen musste. Doch nach einigen Wochen waren sie wieder da, fast wie vorher, nur etwas zarter. Deswegen und weil wir uns vor jeder Anwendung ohnedies rasieren mussten, war auch die Lampe keine Dauerlösung.

Es blieb nur noch der Hautarzt mit seinem professionellen und stärkeren Laser, dessen Anwendung ihm vorbehalten war. Ich wollte das nicht, aber Bernhard nahm die unangenehme, teils schmerzhafte und ziemlich teure Prozedur auf sich. Nach dreimaliger Anwendung blieben tatsächlich nur noch vereinzelt ganz dünne Haare zurück, und mit zwei kurzen Nachbehandlungen war das Problem endgültig gelöst.

Bernhard war froh, als es vorbei war, denn der medizinisch-technischen Assistentin des Hautarztes war es anscheinend unangenehm gewesen, den Intimbereich eines Mannes mit dem Laser zu behandeln – womöglich war ihr die Prozedur sogar unangenehmer als Bernhard gewesen. Die Sache schien sogar einen erfreulichen Nebeneffekt zu haben. »Die Haare auf deinem Kopf wachsen jetzt wieder dichter«, sagte ich. »Ist dir das aufgefallen?«

Bei der Verwirklichung unserer Fantasien waren wir weniger effizient. Ich war auch gar nicht sicher, ob es eine echte Verbindung zwischen unseren Fantasien und unserer Lebenswirklichkeit geben konnte. Erotischen Fantasien hing schnell einmal jemand nach, aber wollte er sie wirklich umsetzen? Doch so, wie wir unsere Fantasien zelebrierten, wohin würde das führen? Stimmte es, dass den Gedanken Worte folgten und den Worten Taten?

Es gab auch pragmatische Hindernisse, die einer Verwirklichung unserer Fantasien im Weg standen. Wenn es zum Beispiel um ein anderes Paar ging, das unser Bett mit uns teilte, oder um jenen zweiten Mann, der eine Verlängerung von Bernhards Willen in unserem Liebesspiel sein sollte. Wie sollten wir in unserem fortgeschrittenen Alter ein anderes Paar finden, das sich auf uns einlassen würde, oder auch nur so einen Mann? Zumal wir auch konkrete Ansprüche hatten. So jemand war in unserer Fantasie jedenfalls jünger als wir und sah einigermaßen gut aus.

»Wenn einer von denen irgendwo eine Warze hätte, wäre es schon gelaufen«, sagte ich einmal.

»Haare auf der Brust würden auch nicht gehen«, sagte Bernhard.

»Zu dick sowieso nicht.«

Bernhard nickte.

»Eigentlich sind wir ganz schön arrogant«, sagte ich.

Wir retteten uns in ein befreiendes Lachen.

»Man darf nie zu klein denken«, sagte Bernhard. »Immer das Allerbeste anstreben.«

»Die Allerschönsten«, sagte ich.

Die vergleichsweise harmlose Frage nach dem Besuch eines Swingerklubs verselbständigte sich dann gewissermaßen. Weder Bernhard noch ich trieb die Sache voran, doch wir wussten irgendwann, dass wir es eines Tages tatsächlich tun würden. Erst einmal nur so.

Einen Swingerklub zu besuchen mochte für viele Menschen ein unbedeutendes Erlebnis sein, das sie im besseren Fall wiederholten und im schlechteren rasch wieder vergaßen, doch für uns war es anders. Ob wir hingingen oder nicht, wurde für uns zu einer Grundsatzentscheidung über unser Liebesleben. Ein Nein hätte wohl eine Rückkehr in unser altes Leben bedeutet, und unsere jetzige Phase wäre uns als ein später Frühling in Erinnerung geblieben. Ein Ja bedeutete Abenteuer, aber auch Ungewissheit. Wir schoben die Entscheidung deshalb auf, zuerst von Monat zu Monat, dann von Woche zu Woche und schließlich von Tag zu Tag. Bis ich eines Morgens aufwachte und mich sagen hörte: »Aber jetzt.«

Bernhard hatte trotz aller Telepathie diesmal keine Ahnung, worum es ging. Er war noch nicht einmal richtig wach.

»Wir tun es«, sagte ich.

Was? Das fragten seine Augen, den Mund bekam er noch nicht auf.

Ich fragte mich, ob er die Rolle des Zweiflers übernehmen würde, wenn ich so forsch dafür war. »Wir gehen in den Swingerklub«, sagte ich. »Einfach so. Lass es uns versuchen.«

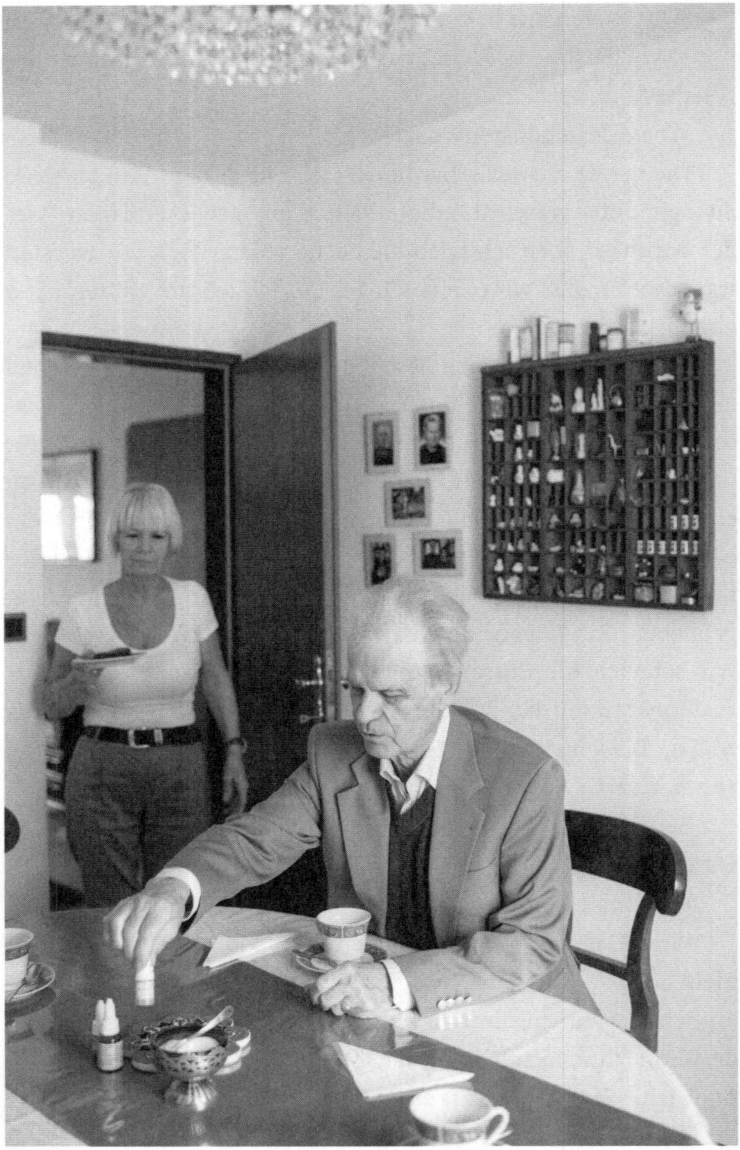

Bernhard

»Was für ein Morgen«, sagte ich. Ich räusperte mich. Rieb mir die Augen. Gleich darauf saß sie auf mir. Eine halbe Stunde später saßen wir am Frühstückstisch. Etwas erschöpft. Nach dem Morgensport. Ich nahm mir einen Toast. Belegte ihn mit viel Schinken. Ich biss eine ganze Ecke ab. Sex macht hungrig. »Dann tun wir es also«, sagte ich.

»Das klingt nicht überzeugt«, sagte sie.

Ich lachte. »Keine Sorge. Aber machen wir nicht so viel daraus. Wir gehen hin und schauen, was passiert. Gefällt es uns nicht, sind wir wieder weg. Wie bei einer Party, bei der wir die Gastgeber nicht so gut kennen.«

Sie räumte das Geschirr ab. Ich stand auf. Ging zu ihr. Nahm ihr die Teller weg. Fasste sie an den Schultern. Führte sie ans Geländer unserer Terrasse. »Schau da hinunter«, sagte ich.

Es war ein traumhafter Blick. Teneriffa in der Morgensonne. Unser Haus war keine Luxusvilla. Es stand, solide gebaut, in einer Touristensiedlung im Süden der Insel, deren Herzstück einst ein deutscher Baumeister für Deutsche errichtet hatte, doch inzwischen hatten hier auch Engländer und einige Russen ihre Ferienresidenzen. Der nächste größere Ort, Los Cristianos, und das Meer waren drei Kilometer entfernt, und auch zu unserem Lieblingsstrand, dem Playa del Duque, fuhren wir nur ein paar Minuten. An diesem Tag glitzerte das Meer wie extra für uns.

»Mein Gott, wir haben es wirklich gut«, sagte Magda.

»Daran sollten wir immer denken«, sagte ich. »Uns fehlt nichts. Wenn etwas Gutes, Neues kommt, nehmen wir es. Wenn nicht, auch okay. Wir können auch so dankbar sein. Für unser gutes Leben. Für die gute Zeit miteinander.«

Ich wurde richtig rührselig. Magda offenbar auch. Eine Weile war es sehr ruhig zwischen uns.

Ich gab ihr einen Kuss auf die Wange. »So, jetzt gehe ich und setze mich an den Computer«, sagte ich. »Mal sehen, was Teneriffa an Swingerklubs zu bieten hat.«

Ganz sicher war ich nicht. Gab es in Teneriffa eine Swingerszene? Hätte ich davon nicht schon etwas gelesen oder im Fernsehen gesehen? Womöglich war das so aussichtslos, wie in England auf Gourmetreise zu gehen.

Es dauerte ein bisschen, bis sich die Seiten aufbauten. Die Internetverbindung war nicht die beste hier. Magda klirrte inzwischen in der Küche mit dem Frühstücksgeschirr herum. Besonders laut, wie mir vorkam. Vielleicht aufgeregt. Vielleicht nervös. Unglaublich, dachte ich. Da lebt man jahrzehntelang so dahin. Nicht schlecht. Nur einförmig. Immer dasselbe. Auf Sparflamme irgendwie. Auf einmal bringen sie eine Reportage im Fernsehen. Man redet über Träume, Erwartungen und Wünsche. Und ein neues Kapitel beginnt.

Was ich auf der Terrasse zu Magda gesagt hatte, hatte auch für die Zeit vor der Neuentdeckung unserer Lust gegolten. Wir hatten auch da schon dankbar sein können. Doch was sich seither getan hatte, war unglaublich. In unserem Alter. Noch einmal so aufeinander abzufahren. Und nicht nur im Bett. Auch alles andere war jetzt viel leichter. Wir schwebten. Wie damals. In der ersten Verliebtheit. Ich hatte nicht gedacht, dass so etwas möglich wäre. Dass der Körper da mitspielte. Wir waren schon so bequem gewesen. Und auf einmal. Die Hormone. Grandios.

»Hey«, rief ich. »Magda!«

Das Klirren in der Küche ging weiter.

»Mag-da!«

»Schrei doch nicht so, die Nachbarn.«

Ich rückte beiseite, als sie hereinkam, damit sie den Bildschirm sehen konnte. *Club M*, stand da. Ich lächelte sie an. »Was sagst du?«

Sie betrachtete die Seite.

»Verlässt dich der Mut?«, fragte ich.

Sie schüttelte den Kopf. »Gibt es Bilder von drinnen?«

Ich klickte durch die Homepage. Es gab welche. »Sieht fast gediegen aus.«

»Das Übliche«, sagte Magda.

»Da spricht die Expertin.«

»In der Reportage war es ganz ähnlich. Vielleicht haben die alle den gleichen Innenarchitekten.«

»Eher die gleiche Klientel.« Ich lachte und zog ihr einen Sessel heran. »Wann wollen wir hingehen?«

»Je eher, desto besser«, sagte sie. »Pfeif drauf.«

»Respekt vor deiner Entschlossenheit«, sagte ich.

Gleichzeitig drängte sich mir eine Frage auf. Tat sie es vielleicht nur, um mir einen Gefallen zu tun? War ich ein alter geiler Bock, der seine Frau zu perversen Events schleppen wollte, und sie spielte nur für den Hausfrieden mit?

Sie zeigte auf den Button für Veranstaltungen. Es gab Themenabende. Es gab einen Abend für junge Menschen. Es gab keinen für alte Menschen. Gott sei Dank. Sonst hätten wir vielleicht dorthin gehen müssen. »Schau«, sagte ich. »Tausend und eine Nacht.«

»Wie einfallsreich«, sagte Magda. »Such nach Dolce Vita – ich wette, das gibt es auch.«

Dolce Vita. Tatsächlich.

»Wir sollten vielleicht noch darüber reden, was wir uns von dem Abend erwarten«, sagte Magda.

»Das haben wir schon«, sagte ich. »Wir erwarten uns gar nichts. Wir sondieren nur.«

Magda nickte. »Wir gehen nüchtern an die Sache heran und machen uns ein Bild«, sagte sie.

»Genau«, sagte ich. »Wir haben keine Ahnung, wie viele Paare dort verkehren. Ob die Leute sympathisch sind. Oder überhaupt unseren arroganten Vorstellungen entsprechen.«

Ihr Gesichtsausdruck wurde keck. »Zieh dich an«, sagte sie. »Wir gehen einkaufen.«

»Wir waren schon einkaufen.«

»Jetzt gehen wir in den Sexshop«, sagte sie.

Magda im Sexshop. Hätte mich jemand gefragt, ob sie überhaupt wusste, dass solche Geschäfte existieren, ich hätte es verneint. Was war aus der braven Ehefrau geworden? Aus der Mutter meines Sohnes? Was war alles in dieser Frau begraben gewesen? Warum kam es ausgerechnet jetzt zum Vorschein? Nein, dachte ich, sie macht das nicht, um mir einen Gefallen zu tun. Wir hatten Muße. Wir hatten eine neue Aufgabe. Sie bestand darin, unser Liebesleben neu zu entdecken. Vielleicht war es das.

Teneriffa war jedenfalls genau das richtige Pflaster für so einen Versuch. Ozeanisch. Weltoffen. Und weit weg von daheim. Sohn. Nachbarn. Allen. Wenn wir jemanden träfen, den wir kannten. Im Swingerklub. Nicht auszudenken. Ich malte es mir trotzdem aus. Stellte es mir vor. Während ich mich zum Weggehen anzog. Ich sah es geradezu vor mir. Den Dialog. An der Bar. In einem Swingerklub in Wien.

Begrüße Sie, Frau Erna. Was führt denn Sie hierher?

Vögeln, Herr Bernhard, vögeln. Das Gleiche wie Sie, nehme ich an?

Kompliment an die Frau Tochter. Wie geht's dem Gatten?

Der treibt's gerade mit der Blonden, Sie wissen, die mit den Riesentitten. Bitte, die sind nicht echt, das sieht man ja. Aber der Kurt sagt, sie ist eine echte Schlampe im Bett. Wenn Sie verstehen. Also, viel Vergnügen, Herr Bernhard, ich muss wieder. Der Mann von der Blonden ist ein ganz feuriger Hengst, hat es mir grad ordentlich besorgt. Ich war nur an der Bar, um etwas zu trinken. Mit so einem trockenen Mund kann ich ihm keinen blasen. Das sehen Sie doch ein, Herr Bernhard. Vielleicht treffen wir uns ja noch, später. Und morgen sind wir ja alle bei den Bergers eingeladen, da können wir dann richtig plaudern.

Ich musste lachen. Die Bergers waren seit Jahrzehnten so etwas wie unsere besten Freunde.

»Bernhard?«, rief Magda von unten herauf. »Bist du bald fertig?«

»Bin gleich da.«

»Was war denn so lustig da oben?«

»Gar nichts.«

»Sag schon.«

»Ich habe mir zwei verschiedenfarbige Socken angezogen.«

Immer ehrlich sein. Hallte es mir durch den Kopf. Ach was, dachte ich. Ich war ehrlich. Aber welcher Film in meinem Kopfkino lief, würde ich doch noch für mich behalten dürfen.

Magda ließ es dabei bewenden. »Was willst du eigentlich im Sexshop?«, fragte ich sie. Sie hatte andere Sorgen.

»Was sollen wir denn anziehen für den Swingerklub?«, fragte sie. »Hast du darüber schon nachgedacht?«

Sie fragte das, als würde sie fragen: Was soll ich denn anziehen für das Abendessen bei den Bergers? Nein, dachte ich, sie tat es wirklich nicht nur für mich. Sie opferte sich nicht für den Hausfrieden. Aber richtig schlau wurde ich manchmal aus dieser Frau auch nach mehr als 46 Ehejahren nicht.

Magda

Es war ein richtiger Supermarkt. Ein weitläufiger Spielzeugladen der Lust. Ich war noch nicht einmal in einer Videothek hinter dem Vorhang in der Abteilung für Erwachsene gewesen und hatte keine genauen Vorstellungen von einem Sexshop gehabt. Ich hatte an ein paar Regale mit Filmen, ein bisschen unanständige Wäsche und eine Ecke mit Domina-Requisiten gedacht. Aber das hier sah auf den ersten Blick eher wie ein menschliches Ersatzteillager aus. Aufblasbare Frauen mit offenen Mündern und anderen Öffnungen. Künstliche Geschlechtsteile in Zwergengrößen und Riesenausführung und alle möglichen Hilfsmittel, von denen manche schäbig, manche lächerlich und manche bedrohlich aussahen.

In einem Gang sah es aus wie in einer Folterkammer. Die meisten Gegenstände dort kannte ich nicht, bei vielen konnte ich mir nicht erklären, wozu sie gut sein sollten. Viele Peitschen gab es, eine ganze Wand war voll damit. Kurze, lange, dicke, lederne, schwarze, furchterregende, zierliche, welche mit Quasten, geflochtene, welche mit Fransen. Ich fragte mich, was der Unterschied war.

Einen Gang weiter kam ich ins Dildo-Paradies. Ein Dildo neben dem anderen, in allen Größen, in allen Formen, in allen Farben. Zum Umschnallen, für den Handbetrieb, mit Noppen und Rillen, mit und ohne Batterien. Aus Silicon, PVC, Acrylglas, Aluminium und Edelstahl. Mir gingen die Augen über.

Ich ging zu dem Peitschensortiment zurück. Eine Weile hatten alle über das Buch *Fifty Shades of Grey* geredet. Ich hatte den Eindruck gehabt, dass Peitschen jetzt zum erotischen Fundus vieler Paare gehörten. Vielleicht zog es mich deshalb dorthin. Peitschen waren in diesem Ambiente vergleichsweise bürgerlich.

Unterwegs fragte ich mich, wie wir beide hier aussahen. Opa und Oma im Sexshop. Unser Sohn hatte uns zwar noch keinen Enkel beschert, aber das war keine Altersfrage. Er war 46, also hätte unser Enkel theoretisch die Pubertät längst hinter sich haben können. Opa und Oma im Sexshop? Ich überstand den Moment der Unsicherheit, indem ich mich einfach nicht umsah.

»Sie dürfen sie anfassen«, sagte ein junger Verkäufer auf Deutsch mit gar nicht einmal so deutlichem Akzent und zeigte auf die Peitsche. »Ich zeige es Ihnen.«

Ich lächelte und schüttelte den Kopf. »Gracias«, murmelte ich und spürte, wie mir die Röte in die Wangen schoss.

Jetzt sah ich mich doch unauffällig um. Es war bald Mittag, nicht gerade die Rushhour im Sexshop, es waren kaum Kunden im Geschäft. Wenn mich das schon so aus dem Konzept brachte, was würde ich dann im Swingerklub machen?

Der junge Mann war einfühlsam genug, mich allein zu lassen. Wahrscheinlich hatte er begriffen, dass er bei mir mit Drängen kein Geschäft machen würde. Sobald er wieder hinter seinem Kassenpult verschwunden war, streckte ich die Hand aus und befühlte die Peitschen. Eine nahm ich sogar aus der Verankerung.

»Schlag mich. Peitsch mich.«

Ich zuckte zusammen. Bernhard hatte sich von hinten angeschlichen und war ganz dicht an meinem Ohr.

»Bist du verrückt?«, flüsterte ich wütend.

»Ja«, sagte er. »Nach dir. Und immer mehr.« Er nahm mich um die Taille, um mich zu beruhigen. »Welche nehmen wir denn?«, fragte er.

»Aber nicht für den Swingerklub«, sagte ich.

»Für zu Hause.«

Ich stellte die Peitsche wieder zurück. »Wir haben nichts

anzuziehen, deshalb sind wir hier. Wo haben sie die Reizwäsche? Sagt man überhaupt noch so? Ich komme mir vor wie aus der sexuellen Steinzeit.«

»Hast dich gut gehalten. Alle Achtung.«

Bernhard schob mich in den hinteren Teil des Ladens, zu den Dessous. Dort staunte ich nicht schlecht. Abgesehen von den BHs und Höschen, die gerade noch als solche erkennbar waren, gab es Sachen, die ich nicht einmal als Kleidung identifiziert hätte. Das meiste sah aus wie Zaumzeug. Irgendwelche Riemchen, Stoffstreifen, Lederteile, die man sich offenbar kunstvoll umschnallen musste. Überall Löcher und Schlitze. Wenn die Sachen irgendwo Haut bedeckten, dann meist an sexuell unbrauchbaren Körperstellen wie einem Ellbogen.

»Passt zur Peitsche«, sagte Bernhard und hielt ein schwarzes Outfit aus Gummi hoch.

Bei den Strapsen und Korsetts fühlte ich mich etwas mehr daheim. Es gab wunderschöne Modelle mit Spitzen und dann noch welche mit raffinierten Eingängen ins Allerheiligste. Ich nahm eins in zartem Rosa von der Stange. »Das wär's doch«, sagte ich. »Das ist ideal für mich, meinst du nicht?« Ich hielt es mir vor den Körper.

»Sie können gern probieren, Señora.«

Der junge Verkäufer war wieder da und zeigte freundlich auf ein paar Kabinen in der Ecke. Bernhard nahm ein zartes Negligé vom Haken und hielt es vor mir hoch. »Wir wäre es mit dem?«

Ich nahm noch ein paar andere Teile und ging zur Kabine. Es gab keine Tür, nur einen Vorhang, den ich sorgfältig schloss, damit an den Seiten kein Spalt für heimliche Blicke blieb. Es war ein besonders heißer Tag, ich brauchte also nicht lange, um mich auszuziehen. Unversehens stand ich halb nackt in der Umkleide. Nur das Höschen hatte ich angelassen. Das Negligé war federleicht und fiel wie ein Schleier über mich. Leicht ausgestellt schwang es um meine Schenkel.

Ich betrachtete mich im Spiegel. Mein Gott, war das durchsichtig. Es sah aus, als hätte ich nur ein bisschen Nebel an. Ich schaute genauer hin. Eigentlich perfekt, dachte ich. Alles, was ich verbergen wollte, war verborgen. Alles, was man sehen sollte, sah man. Es war wie für den Swingerklub gemacht. Damit würde ich jedenfalls nicht als alte Dame auffallen, die auch noch zu bieder für einen Swingerklub war. Es war außerdem definitiv besser, als ganz nackt zu sein. Hinter diesem Fähnchen fühlte ich mich eigenartig geschützt. Eine zarte Mauer in Rosa.

Ich hätte gerne genauer gewusst, wie es in einem Swingerklub zuging, bevor wir einen besuchten. Was die im Fernsehen getragen hatten, kam für mich nicht infrage. Alles, was noch gewagter als ein fast durchsichtiges Negligé war, würde für mich in diesem Leben nicht mehr infrage kommen, egal, wohin wir uns gerade entwickelten.

Ich steckte den Kopf hinaus, hielt den Vorhang unter meinem Kinn fest und sah mich nach Bernhard um. Dabei hoffte ich, dass mir der Verkäufer vom Leib bleiben würde. Er stand immer noch an der Kassa, hatte aber die Bewegung an der Kabine bemerkt und verstanden, dass ich meinen Mann suchte. Er deutete zur anderen Seite des Ladens, wo ihn Bernhard offenbar sehen konnte, und schickte ihn zu mir. Bernhard hielt einen Herrenslip in der Hand, der aussah, als würden keine zwei Mozartkugeln hineinpassen. »Gut. Oder?«, fragte er auf den letzten Schritten vor meiner Kabine und riss den Vorhang auf.

Ich stolperte nach hinten.

»Aber hey, aber hallo!« Er pfiff durch die Zähne. »Scharf!«

»Mach zu«, zischte ich.

Ich zog Bernhard in die Kabine und den Vorhang hinter uns zu. Er sah mich an. Den Blick kannte ich. Bernhard nahm meine Brüste in die Hände, beugte sich nach unten und legte sein Gesicht auf das Negligé. »Nicht«, sagte ich.

Er hob sein Gesicht wieder. »Keine Sorge«, sagte er.

Wir waren nicht für Sex in gefährlichen Situationen geschaffen. Wir flogen viel, und wir wussten, dass manche Menschen gerne in Flugzeugen Sex hatten, aber für uns war das nie eine Möglichkeit und wäre es selbst jetzt nicht. Sex in gefährlichen Situationen zu haben bedeutete, dass es dort eigentlich nicht erlaubt war. Es konnte also Schwierigkeiten nach sich ziehen. Wir wollten keine Schwierigkeiten. Damals, in unserer Jugend, hatten wir uns mangels anderer Möglichkeiten manchmal im Freien geliebt, einmal in einem Kornfeld, wovon Bernhard noch immer manchmal redete. Doch sonst hatte es uns schlicht an anderen Gelegenheiten gefehlt.

»Ich warte bei den Dildos«, sagte Bernhard.

Ich schlüpfte wieder in mein Kleid und in meine Schuhe und strich mir über die Haare. Ich war bereit für den Swingerklub. Ich sah noch einmal in den Spiegel. War ich das wirklich? Vielleicht sollte ich einfach nicht so viel daraus machen.

Als wir mit unseren Einkäufen gingen, musste ich lachen. »Stell dir vor, wir hätten in der Kabine Sex gehabt, und der Verkäufer hätte es bemerkt«, sagte ich zu Bernhard.

Er schmunzelte.

»Ich wüsste gerne, was er am Abend seiner Freundin erzählt hätte«, sagte ich.

Über Opa und Oma im Sexshop.

Bernhard

Unsere Einkäufe lagen in einer Plastiktasche auf der Rückbank, als wir heimfuhren. Jeder von uns hing seinen Gedanken nach, auch als wir die 30 Meter von unserer Garage zum Haus gingen. Das Haus steht an einem schmalen Weg, weshalb die Garage etwas abgesetzt davon ist.

Daheim schloss Magda die Vorhänge, als wären wir Bankräuber, die ihre Beute teilten. Danach schütteten wir unsere Schätze aus. Eine kleine Peitsche. Geflochten, mit Fransen daran. Eher eine Gerte eigentlich. Zwei Dildos. Der Slip. Das Negligé. »Wann haben wir denn die gekauft?« Magda zeigte auf die Gerte.

Ich lächelte.

Sie nahm einen der Dildos in die Hand. »Das ist ein Ding«, sagte sie.

Das war tatsächlich ein Ding. Überproportional groß. Weich. Leicht gekrümmt. Ein Prachtstück. Hätte ein Mann so ein Kaliber, wäre seine Laufbahn wohl vorgezeichnet: Pornostar, keine Frage. Ein schwarzer Pornostar. »Blacky«, sagte Magda.

Sie nahm den zweiten in die Hand. Er war deutlich kleiner als der schwarze Dildo.

»Und wie nennen wir den?«, fragte ich.

»Pinky«, sagte sie, ohne nachzudenken. »Das wird unser neuer Reisebegleiter, den wird bei der Gepäckkontrolle schon keiner bemerken.«

»Dildos sind nicht verboten.«

»Aber peinlich.«

Wir sahen uns an. Dann lachten wir. Wir waren beide angespannt gewesen. »Kannst du dich noch erinnern, als wir 40 und unsere Eltern so zwischen 60 und 70 waren?«, sagte Magda.

»Hättest du sie dir damals in einem Sexshop vorstellen können?«

Wir verstauten die beiden Dildos in einer Lade im Wohnzimmer. Als ich die Gerte dazulegen wollte, nahm Magda sie mir aus der Hand. »Du kommst zu mir«, sagte sie zu ihr. »Für dich suche ich einen Platz in der Nähe.«

»In der Nähe von was?«

»Von der Möglichkeit, sie zu gebrauchen.«

Sie legte die Gerte zum Bett, in das sie sich gleich darauf fallen ließ. »Siesta«, sagte sie. Fast augenblicklich schlief sie ein. Kein Wunder. Für uns war das ein aufregender Vormittag gewesen.

Ich wachte als Erster auf. Leise stand ich auf. Ich ging hinunter. Zum Computer. Ich wollte wissen, unter welchem Motto die nächsten Abende im Swingerklub standen. Die Seite öffnete sich so verschlafen, wie ich war. Ich klickte auf Termine. Ein Abend wie jeder andere, stand bei allen kommenden. Was so viel heißen musste wie: kein Motto.

Magda kam die Treppe herunter. Leicht zerzaust. Sie sah aus wie ein Mädchen. »Was machst du da?«, fragte sie.

»Nur schauen, was so los ist.« Ich wollte sie nicht überfallen. So gleich nach dem Aufwachen.

Aber ich konnte ihr nichts vormachen. »Du siehst nach, wann wir in den Swingerklub gehen.«

Ich nickte. »Donnerstag«, sagte ich.

Wir hatten uns schon zuvor auf einen Wochentag geeinigt. Da war der Unterhaltungsdruck kleiner, sowohl unserer als auch jener der anderen Gäste. Zudem würden wir beim Betreten des erotischen Neulandes weniger Zeugen haben.

»Donnerstag?«, sagte Magda. »Was ist heute?«

»Montag.«

Sie blieb auf der letzten Stufe stehen. »Dann muss ich morgen zum Friseur.«

Die drei Tage zwischen Montag und Donnerstag vergingen, als wäre nichts passiert. Wie in unserem früheren Leben. Als hätten wir nichts vor. Geruhsam. Schweigsam. Fast enthaltsam, als wollten wir nichts vorwegnehmen. Es gab nichts mehr zu begrübeln. Es gab nichts mehr zu besprechen. Jetzt, da alles entschieden war. Magda machte sich im Haus zu schaffen. Ich draußen. Wir waren sehr produktiv in diesen Tagen. Erledigten Dinge, die wir lange aufgeschoben hatten. Die Ruhe vor dem Sturm und Drang. Ein Abenteuer würde es in jedem Fall werden. Etwas, worüber wir hinterher viel reden könnten. Auf einmal war er da. Der Donnerstag.

Ich hatte mich nicht geirrt. Magda war aufgeregt wie eine Schülerin vor dem Abschlussball. Sie stieg nicht aus dem Bett in der Früh, sie schwang sich ins Leben. Den ganzen Tag bereitete sie sich auf den Abend vor. Um halb zehn Uhr wollten wir aufbrechen. Früher war im Klub nichts los.

Von der Dämmerung an zog sich die Sache. Wir sind keine Nachteulen. Und ungeduldig waren wir auch. Schließlich machten wir uns auf den Weg. Ich fuhr langsam, weil wir zu früh aufgebrochen waren. Unser Ziel lag an der Promenade eines der Touristenorte entlang der Küste, die allesamt von Touristen leben. Ich parkte, und wir gingen das letzte Stück zu Fuß. Ein bisschen Bewegung tat uns gut, weil sie uns beruhigte. Je näher wir dem Klub kamen, desto schneller wurde Magda. »Warte doch, Schatz«, sagte ich. »Warum hast du es so furchtbar eilig?«

»Komm schon.« Sie zerrte mich am Sakko weiter. »Wer weiß, wer sich da herumtreibt.«

»Das ist keine gefährliche Gegend«, sagte ich. »Mitten im Geschehen.«

»Eben«, sagte Magda. »Gar nicht ausgeschlossen, dass wir hier jemanden treffen, den wir kennen.«

Es waren nicht viele Menschen auf der Straße. Um zehn Uhr am Abend. Doch wir schlichen uns geradezu an. An den Klub. Dauernd am Schauen, ob irgendwo ein bekanntes Gesicht auftauchte.

Der Eingang lag im ersten Stock. Es führte eine Außentreppe hinauf. Oben mussten wir läuten. Es dauerte eine Ewigkeit, bis die Tür aufging.

Gegenüber dem Etablissement waren Appartements. Ich hatte mir das im Internet angesehen. Ein besonders neugieriger Anrainer beobachtete, wer hier ein- und ausging. Das hatte ich in einem Chat gelesen. Wer weiß, was dieser Anrainer sonst noch so tat. Beim Beobachten ließ er es ja wohl nicht bewenden. Magda sagte ich lieber nichts davon.

Wir standen im Vorraum. Alles gepflegt und nüchtern. Wir bezahlten den Eintrittspreis. Nicht unverschämt. 50 Euro. Für beide. Getränke inklusive. Wir betraten den größeren Raum und standen in einer Bar. Die Atmosphäre angenehm, mit gemütlichen Fauteuils und Hockern. Sitzecke oder Theke? Wir überlegten. Dann gingen wir an die Theke. Da konnten wir das Geschehen besser beobachten.

»Geschehen« war eigentlich zu viel gesagt. Viel los war hier nicht. Außer uns gab es nur noch ein anderes Paar. Recht jung, noch keine 40. Trotzdem nicht unser Fall. Irgendwie verkniffen.

Dem schwachen Publikumsandrang entsprechend schnell war die Kellnerin bei uns. Sie hatte nichts Verruchtes an sich. Sie hätte genauso in jeder Hotelrezeption arbeiten können. »Gin Tonic«, sagte ich. »Dos.«

Wir tranken sehr wenig Alkohol. Nur jeden Tag ein kleines Glas Wein zu Mittag, das wir uns teilten. Selbst das tranken wir nur der Gefäße wegen. Doch wenn wir ausgingen, durfte es auch ein Longdrink sein.

Magda fühlte sich auf ihrem Hocker unbehaglich. Der Song, der gerade lief, gefiel ihr nicht. Ich wusste es, weil sie ihn immer leiser drehte, wenn er beim Autofahren im Radio kam. Ein Mann sang mit der Stimme eines Eunuchen zu einer schmalzigen Melodie.

Beim Interieur war jemand mit Geschmack am Werk gewesen. Italienisch. Holztheke. Pino Canario. Wie bei uns im Haus. Ein bisschen Chrom. Kein Plüsch. Kein Rot. Es gab eine Terrasse. Ein Teil des Raumes war abgetrennt. Durch eine Art Zeltwand. Dahinter Sofas. Etwas abseits ein Whirlpool. Alles in Ordnung. Im Reich der Sinne anzukommen fühlte sich trotzdem bestimmt anders an. Diese Einsicht las ich auch in Magdas Gesicht. Darin stand eine Frage: dafür all die Aufregung?

Die Gin Tonics kamen. Und noch einige Pärchen. Die Männer korpulente Mittvierziger. Eine dralle Vollbusige. Eine dunklere Schönheit, üppig, mit gutem Hintern. Magda und ich stießen mit unseren Drinks an.

Manche Gäste waren noch angezogen. Wie wir. Nach und nach verschwanden sie. Und kamen gleich darauf weit weniger bekleidet zurück. Die Männer mit Handtüchern um die Hüften, die überall zu diesem Zweck bereit lagen. Die Damen in mitgebrachten Dessous. Mit mehr oder weniger Stoff. In manchen Ecken hingen Bildschirme. Dort liefen Pornos. Aber keiner sah hin.

»Wollen wir auch?«, fragte ich.

Magda rutschte wortlos von ihrem Hocker. Wir gingen uns umziehen. Ich verzichtete auf meinen neuen Slip und nahm mir wie die anderen Männer ein Handtuch. Ich hatte gelesen, dass Handtücher in den meisten Swingerklubs eher nicht erwünscht waren. Hier schien das anders zu sein. Vielleicht lag es an Teneriffa. Wir machten einen Rundgang. Ich mit Handtuch, Magda im Negligé.

Im hinteren Bereich gab es Séparées. Größere Kojen mit Betten drin. Die Betten füllten die Kojen praktisch zur Gänze aus. Türen gab es keine. Wozu auch? Man legte hier keinen Wert auf Privatsphäre. Wir schlenderten durch die Gänge.

Ein paar Kojen waren besetzt. Eine mit dem Korpulenten und der drallen Vollbusigen. Er hatte seinen Penis in der Hand. Sie räkelte sich vor ihm. Sie sahen uns vorbeigehen. Die Vollbusige zog sich das Bustier herunter. Präsentierte uns ihre Brüste. Er langte ihr zwischen die Beine. Wir gingen weiter.

Die nächste Koje war frei. Die übernächste auch. Wir nahmen die letzte in dem Gang. Teilten beim Eintreten einen Perlenvorhang. Legten uns auf das Bett. Magda legte sich vor mich hin. Ein bisschen ungelenk. Unsicher. Wie ein Mädchen. Ich war selbst überrascht, dass das alles auf mich wirkte. Mein Handtuch hob sich. Ich legte es weg.

Ganz kalt schien die Atmosphäre auch Magda nicht zu lassen. Trotzdem hatte ich das Bedürfnis, sie in die Arme zu nehmen. Ihr Schutz zu bieten. Doch die Grenzen entpuppten sich rasch als fließend. Ich streichelte ihre Brüste. Ihre Brustwarzen stellten sich auf. Jemand ging an unserer Koje vorbei. Wir sahen nicht hin. Niemand blieb stehen.

Magda war nicht allzu entgegenkommend. Sie wehrte mich auch nicht ab. Wir machten Liebe. Sie ließ es zu. Mehr in Alarmbereitschaft als erregt. Ich machte weiter. Bis sie mir die Hand auf den Arm legte.

»Nicht.«

Ich zog mich zurück. So hatten wir es vereinbart. Es geschieht nur, was beide wollen. Wir zogen uns an. Wir gingen nach Hause. Und sofort ins Bett. Dort gab sich Magda mir hin. Es war ein Gefühl, als wäre es das erste Mal seit langer Zeit.

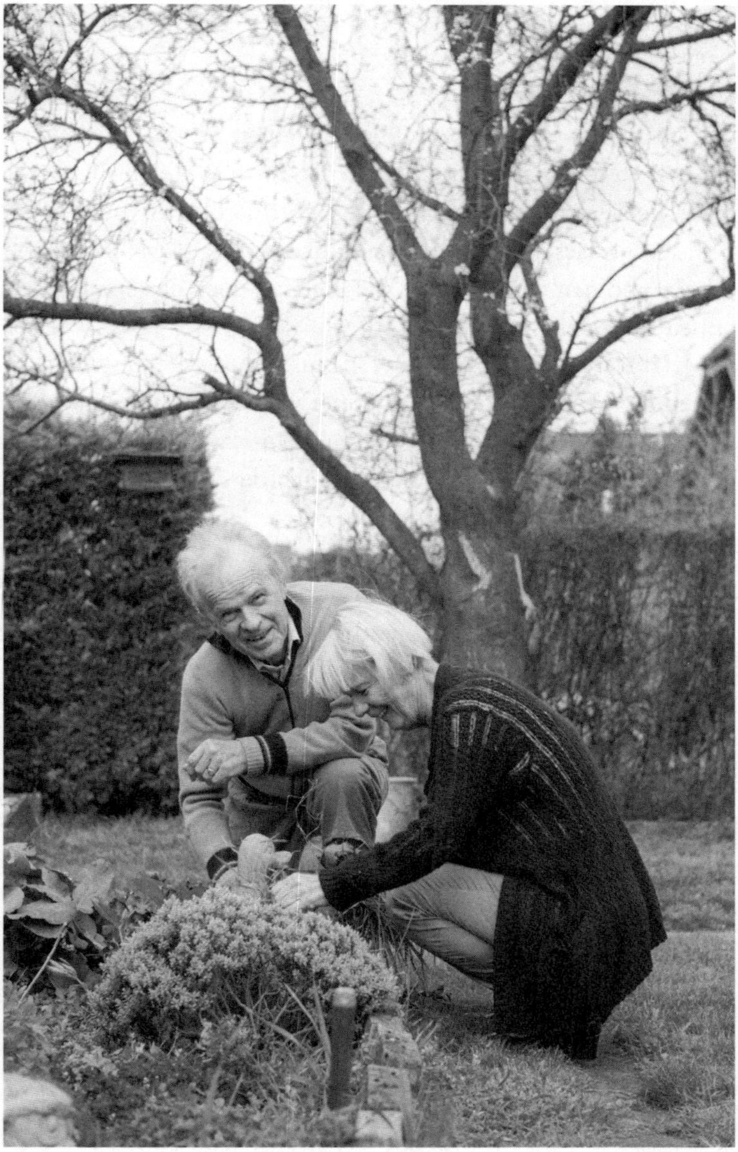

Magda

»Bernhard?«

Ich ließ mich ihm gegenüber auf einen Terrassensessel fallen. Wir hatten über den Ausflug in den Swingerklub bisher nicht mehr viele Worte verloren. Es hatte nichts darüber zu sagen gegeben. Außer dass danach zwischen uns noch immer alles gut wie immer und neu wie ganz am Anfang war, doch das spürten wir ohnedies beide.

Jetzt waren wir gerade vom Einkaufen zurückgekommen und hatten die Lebensmittel die 30 Meter von der Garage zum Haus geschleppt. Der Kühlschrank war voll. In unserer kleinen Lieblingskonditorei hatten wir unseren Lieblingskuchen gekauft. Er war giftgrün, aber er schmeckte göttlich. Ich hatte Kaffee dazu gemacht.

Bernhard sah von seiner Zeitung auf. Er las die *El País,* zumindest versuchte er es. Gelegentlich kaufte er sich die spanische Tageszeitung, weil er es wichtig fand, als Teilzeit-Spanier die Landessprache zumindest ein wenig verstehen. Nach und nach hatte er sich etwas davon beigebracht, online, durch Zuhören und auch durch Lesen. Ich hatte es jedenfalls bisher nur zu *¡Hola!, un kilo de patatas por favor* und *¿cuánto es?* gebracht. *Hallo, ein Kilo Kartoffel* und *Wie viel kostet das?* Unsere wichtigsten Fragen in Spanien. Bernhard lugte über die Zeitung.

»Was ist denn?«, fragte Bernhard.

»Bin ich normal?«, fragte ich ihn.

Er ließ die Zeitung lächelnd sinken.

»Ich meine das nicht generell, sondern sexuell«, sagte ich. »Ist es normal, dass ich manchmal tageslang fast ununterbrochen zumindest ein bisschen erregt bin?«

Bernhard legte die Zeitung weg. »Nicht normal ist es, fast gar nicht mehr erregt zu sein«, sagte er. »Du hast deinen Sexualtrieb viele Jahre unterdrückt. Ich hätte es bemerkt, wenn es anders gewesen wäre. Jetzt lebt er wieder. Ein Weckruf vom Boulevardfernsehen. Großartiges Service von dem Sender. Finde ich.«

»Ja? Wirklich?«

»Wirklich.«

»Manchmal denke ich noch immer, das kann es doch nicht sein, in meinem Alter. Ich schätze, so ganz werde ich meine Scham nie mehr los. Ich muss lernen, damit zu leben.«

Jetzt redeten wir doch noch über den Swingerklub. Wir waren uns einig über den Abend. Er war eine Enttäuschung gewesen, aber nur ein erster Versuch. Wir konnten dorthin, so oft wir wollten, jetzt, da wir die Schwellenangst überwunden hatten. Und so groß war die Enttäuschung auch wieder nicht gewesen. Immerhin war ja nie der Swingerklub unser Traum gewesen, sondern eher ein Symbol für den Traum. Es ging uns um die Entdeckung unserer Lust. Um Selbstverwirklichung. Um ein neues Lebensgefühl. Wir waren neugierig auf vieles von dem, was wir uns bisher verwehrt hatten.

»Etwas muss ich dir schon sagen«, sagte Bernhard.

»Ja?«

»Manchmal geht es mit dir durch«, sagte er. »Das finde ich aufregend. Grundsätzlich. Wenn du dir nimmst, was du willst. Aber manchmal kennst du keine Rücksicht. Wir haben schon darüber gesprochen. Wenn du meinen Höhepunkt erzwingen willst, zum Beispiel. Manchmal hast du dich nicht im Griff.«

Ich erschrak. »Findest du wirklich?«

»Mir war immer klar, dass ich eines Tages Konsequenzen ziehen muss«, sagte Bernhard.

Ich verstand die Welt nicht mehr. Ich hatte nur ein bisschen beruhigt werden wollen. Wovon redete der Mann?

»Wenn du dich nicht im Griff hast«, sagte Bernhard. »Dann gehörst du bestraft.«

Ich starrte ihn an. Dabei kapierte ich zwei Dinge. Erstens: Wir spielten gerade die Ehepaar-Version von *Fifty Shades of Grey.* Zweitens: Er hatte es ziemlich so eingefädelt, dass ich mitspielen konnte, ohne es peinlich zu finden.

»Du weißt, womit ich dich bestrafen werde«, sagte er.

Ich senkte den Blick. Ich wusste es. Das Seltsame war, dass es nicht nur ein Spiel war. Dieses Gefühl in mir, sündig zu sein, dieses kollektive Erbe zumindest der weiblichen Hälfte meiner Generation verlangte tatsächlich nach Strafe. Ich empfand Strafe als etwas, das vielleicht Erleichterung von meiner tief sitzenden Scham bringen konnte.

Bernhard grinste. »Kennst du das Wort für Sadomaso-Sex?«, fragte er.

Ich schüttelte den Kopf.

»Peitschenknaller«, sagte er.

Die Sadomaso-Blase, die er eben so geschickt aufgebaut hatte, platzte. War das witzig? Peitschenknaller? Eigentlich nicht. Trotzdem lachten wir herzlich darüber. Die Anspannung ging weg. Die von eben und die von gestern Abend.

Wir waren eher Menschen, die schmunzelten. Keine, die laut lachten. Doch jetzt taten wir es. Ich konnte mich nicht erinnern, wann ich zuletzt so gelacht hatte. Abflauende Anspannung und Glückshormone, dachte ich, während ich mir ein Glas Wasser holte und es in einem Zug leerte.

»Ordentlich lachen ist so gut wie 20 Minuten Fitnesscenter«, sagte Bernhard.

»Das mit der Gerte hast du wirklich gut gemacht«, sagte ich.

»Findest du?«

»Ich konnte es hier spüren.« Ich legte die Hand auf meinen Bauch. »Ich glaube, ich weiß jetzt, was Sex und schwarzes Leder miteinander zu tun haben.«

»Nächstes Mal ziehe ich es durch«, sagte Bernhard.

»Einverstanden.«

»Für heute hast du immerhin dein Fitnesstraining hinter dir«, sagte er.

Ich machte täglich Gymnastik gegen meine Rückenschmerzen, mit Ball und Stab und Wackelbrett. In Wien hatte ich dafür einen eigenen Raum im Keller. Hier auf Teneriffa machte ich es im Wohnzimmer, wenn Bernhard gerade nicht da war oder auf der Terrasse saß. Jetzt wurde mir bewusst, dass ich seit einer Weile einfach darauf vergessen hatte. Ich ließ mein Becken im Sitzen kreisen. »Kann es sein, dass Sex gegen Rückenschmerzen hilft?«, fragte ich ihn.

Bernhard sah mich todernst an und nickte. Im nächsten Moment mussten wir schon wieder lachen.

»Schon komisch«, sagte ich. »Dass ich trotz allem dieses Gefühl nicht ganz loswerde, etwas Verbotenes zu tun. Nur weil ich es so gelernt habe.«

»Nicht nur deshalb«, sagte Bernhard.

»Warum noch?«

»Weil wir alt sind. Sex gehört in unserer Gesellschaft den jungen Menschen. Wenn ältere Menschen Sex haben, dann ist das wie ein Einbruch in ihre Welt. Es ist fast wie Diebstahl.«

Den Rest des Tages waren wir auf Kuschelkurs. Windig war es fast immer auf Teneriffa, aber an diesem Tag stürmte es richtig. Die Wolken flohen über den Himmel, als wäre jemand hinter ihnen her.

Wir schlossen die Terrassentür und richteten uns auf dem Sofa ein. Bernhard kämpfte sich weiter durch die *El Pais*, während ich einen Thriller las, den mir Simon empfohlen hatte. Ich war noch nicht sicher, ob er mir gefiel. Es wurde jedenfalls ein geruhsamer Tag. Wir gingen früh zu Bett.

Gegen Mitternacht wachte ich auf. Ich hatte unruhig geschlafen, aber da war noch etwas anderes. Ich hatte geträumt, konnte die Bilder aber nicht mehr einfangen. Ich atmete schnell, es musste etwas Aufregendes gewesen sein. Ich wollte aufstehen und ins Badezimmer gehen, aber dann ließ ich mich zurücksinken. Jetzt erst merkte ich, wie erregt ich war.

Ein paar Minuten lag ich da und wusste nicht, wohin mit meiner Erregung. Es prickelte in mir. Wenn ich meinen Beckenboden nur ganz wenig anspannte, war es ein Gefühl wie vor einem Höhepunkt. Ich wollte die Beine öffnen, sie wieder schließen. Es tauchten Bilder in meinem Kopf auf, aber ich fühlte sie mehr, als dass ich sie sah.

»Bernhard.«

Ich flüsterte seinen Namen, aber er rührte sich nicht. Er atmete gleichmäßig. Ich brachte es nicht fertig, ihn zu wecken. Ich schlug die leichte Bettdecke zurück und schlich hinunter ins Wohnzimmer.

Ich hatte keinen Plan, aber ich ging zielstrebig zu der Lade mit den Dildos. Ich nahm den dicken, gekrümmten heraus. Blacky. Was für ein dämlicher Name.

Weder Bernhard noch ich waren je besinnungslos vor Lust gewesen, auch nicht in den vergangenen Wochen, in denen wir sie neu entdeckten. Sie fegte uns nie hinweg, wie es in Romanen manchmal hieß. Wir wussten immer, was wir taten, und bestimmten, wie weit wir gingen.

Wir kontrollierten unsere Lust nicht, aber sie kontrollierte auch uns nicht. Wir spielten eher mit ihr, dosierten sie. Wir vermissten ihn nicht, den Rausch. Sein Fehlen machte unsere Lust nicht schlechter. Es machte sie besser.

Vielleicht war das die Gabe älterer Menschen. Vielleicht hatte die Evolution die Lust aus zwei Gründen geschaffen. Um die Jungen zur Fortpflanzung zu treiben und um die Alten zu erfreuen. Bloß trauten sich die Alten nicht, weil sie in ihrer Jugend Opfer falscher Einflüsterungen geworden waren.

Ich spürte sie in mir, die Lust. Sie ließ mich Dinge tun, die ich früher nie getan hätte, weil ich mir wie ein schlechter Mensch vorgekommen wäre, geradezu verachtenswert. Ich griff nach dem schwarzen Dildo. Die Batterien waren in Ordnung. Bernhard hatte alle ausprobiert, ehe er die Dinger in die Lade gelegt hatte. Als ich den Dildo einschaltete, summte er wie Bernhards Rasierapparat.

Ich setzte mich auf das Sofa, lehnte mich zurück und probierte das Ding aus. Ich hatte mich kaum noch bewegt, da spürte ich den Höhepunkt kommen. Auch meine Höhepunkte waren nicht wie in den Romanen. Sie überrollten mich nicht wie eine Welle, mit einer Wucht, die mich aufschreien ließ. Sie hatten dennoch eine Kraft, die mich mitriss und öffnete. Diesen Höhepunkt verdankte ich einem schwarzen Plastikding, das Oma und Opa im Sexshop gekauft hatten. Für mich auch eine neue Erfahrung.

Mein erster Gedanke danach war: Ich muss das beim Frühstück Bernhard erzählen. Mein zweiter: Möglicherweise kommt es doch auf die Größe an. Das Modell war wirklich überdimensional, aber auch weich und biegsam. Ich ging ins Badezimmer, wusch es und wischte es sorgfältig mit dem Desinfektionsmittel aus dem Sexshop ab. Dann legte ich es zurück in die Lade, ging wieder nach oben und schlief sofort ein.

Als ich aufwachte, dachte ich, ich hätte alles nur geträumt. Doch ich hatte inzwischen Übung darin, gegen dieses Das-tut-man-nicht-, Das-darf-man-nicht-, Das-geht-doch-nicht-Gefühl anzutreten. Was ich tat, war meine Sache, lautete meine Affirmation dabei, es ging sonst niemanden etwas an. Ich gewann nicht immer gegen die Scham, aber ich wusste jetzt immerhin, wie ich zu kämpfen hatte, und das war schon einmal gut.

Während Bernhard noch schlief, ging ich ins Badezimmer, duschte und warf mir mein Hauskleid über. Ich hatte den Tisch schon fast fertig gedeckt, als Bernhard herunterkam. Immer noch ein bisschen zerknautscht, aber schon ausgesprochen fröhlich. »Alles schon erledigt?«, rief er, als wäre er es gewohnt, für die Milch im Kaffee erst noch eine Kuh melken zu müssen.

»Bernhard«, sagte ich, »ich muss dir etwas erzählen.«

Bernhard

»Ja?«, fragte ich. »Was denn? Geht's dir gut?«

»Eigentlich schon«, sagte Magda zögerlich.

»Eigentlich. Gefährliches Wort. Klingt immer wie das Gegenteil von dem, was man sagt.« Ich bereitete mir ein Schinkensandwich zu.

»Ich bin in einem Vorher-nachher-Dilemma.«

»Einem was?«

Magda erzählte mir, dass sie in der Nacht aufgewacht und von einem Traum, an den sie sich nicht erinnern konnte, erregt gewesen sei. »Du hast tief und fest geschlafen«, sagte sie, »da bin ich hinuntergegangen und habe mir einen unserer Dildos genommen, den großen. Wie findest du das?«

Anscheinend haderte sie wieder einmal mit ihrem Gewissen. Ich war auf diese Situation vorbereitet, seit dem Tag, an dem wir die Dildos gekauft hatten. »Hat es funktioniert?«, fragte ich.

»Und wie«, sagte sie.

»Dildos gehören zum Menschsein dazu«, sagte ich. »Die alten Ägypter haben sich schon vor mehr als 3.000 Jahren welche aus Ton gebrannt, im alten China gab es welche aus Porzellan.«

Magda staunte.

»Das Wort Dildo hat seine Wurzel im lateinischen diligere. Willst du wissen, was das heißt?«

Sie sah mich dankbar an.

»Es heißt hochachten und lieben.«

Magda warf einen Blick zu der Lade, in der unsere Spielzeuge lagen. »Ich finde das großartig«, sagte ich. »Wir werden wohl beide mit unseren alten Dämonen leben müssen, aber wir sollten ihnen nicht zu viel Macht einräumen.«

»Seltsam ist das schon«, sagte ich. »Nach allem, was ich für uns schon geleistet habe, klingst du jetzt, als wärst du stolz auf mich, weil ich einen Dildo benutzt habe.«

Sie kicherte. »Wenn diesen Satz meine Mutter gehört hätte. Nicht auszudenken.« Sie schlug einen Jung-Mädchen-Ton an. »Weißt du, Mama, Bernhard war gestern so stolz auf mich, weil ich mich mit einem Dildo selbst befriedigt habe. Mit einem dieser künstlichen Glieder, die schon die alten Griechen und die alten Chinesen verwendet haben ...«

Wir lachten. Magdas Mutter war eine brave, grundanständige Frau gewesen. In jungen Jahren hatten wir uns unsere Eltern einmal im Bett vorgestellt. Bei Magdas Mutter war das unmöglich gewesen. Wir hätten jeden Eid geschworen, dass sie nie Sex gehabt hatte, wäre Magda nicht der Beweis für das Gegenteil gewesen.

Wer weiß, was ihre Mutter zu Magdas Fantasie gesagt hätte, in der ich mit einer anderen schlief und ihr hinterher davon erzählte. Dieses Szenario schlich sich immer wieder in unsere Frühstücksgespräche ein. Es lief immer irgendwie gleich ab.

Ich: »Was erregt dich?«

Sie: »Wenn du mit einer anderen schläfst.«

Ich: »Was noch?«

Sie: »Wenn du mir anschließend davon erzählst.«

Ich: »Wie wäre es, wenn wir es mit einem anderen Paar machen?«

Sie: »Glaubst du nach wie vor, es würde sich eins auf uns einlassen?«

Ich: »Du weichst aus.«

Sie: »Gar nicht.«

Ich: »Wenn sich eine junge Frau einlässt auf mich. Und das glaubst du doch auch. Warum sollte sich nicht auch ein Paar einlassen? Auf uns?«

Sie: »Die Jungen wollen unter sich bleiben.«

Ich: »Wenn man sich sympathisch findet, baut man Vertrauen auf. Darüber vergisst man das Alter.«

Sie: »Die Jungen vergessen gar nichts.«

Ich: »Was du redest.«

Sie: »Wo willst du so ein Paar finden?«

Ich: »Es gibt viele Möglichkeiten. Inserat. Internet. Swingerklub. Am Strand.«

Sie: »Wir können ja nicht einfach Fremde ansprechen.«

Ich: »Warum nicht?«

Sie: »Wie denn? Guten Tag, Sie kennen uns nicht, aber hätten Sie vielleicht Lust, mit uns ins Bett zu gehen?«

Ich: »So würden wir das nicht machen.«

Sie: »Sondern?«

Ich: »Man kommt einfach ins Gespräch.«

Wir gingen jetzt wieder öfter an den Strand. Das hatten wir in den vergangenen Wochen etwas hintangestellt. Dabei waren wir gern am Meer. Hatten unsere Lieblingsplätze. Eine Bank oberhalb des Playa del Duque, unter der sich der gelbe Sand in der Dünung verlor, wurde unser Aussichtsposten. Dort saßen wir jetzt manchmal. Ein altes Ehepaar. Seite an Seite. Das sich noch berührte. Er legte seinen Arm um sie. Sie lehnte ihren Kopf an seine Schulter. Die beiden hielten sich an der Hand.

Das hatte auch etwas Romantisches. Junge Frauen drückten die Hand ihrer Freunde vielleicht etwas fester, wenn sie uns so sahen. Weil sie dachten: Die Zukunft kann schön sein, lass uns vom Guten träumen. Wir, dieses alte Ehepaar, drückten unsere Hände vielleicht auch etwas fester, wenn wir so ein junges Paar vorbeigehen sahen. Weil wir fanden, dass es infrage kam. Für Partnertausch. Romantisch? Ja, doch. Für uns irgendwie schon.

Wir saßen dort nicht, um ernsthaft eine Auswahl zu treffen. Wir spielten nur mit den Gedanken. Wir schauten, wer zu uns passen könnte, auf diese Art. Die Theorie machte uns Spaß. Es ging um nichts. Wir taxierten alle. Die jungen Paare besonders. Jede junge Frau. Jeden jungen Mann. Jedes junge Paar.

Ich: »Schau, da kommt eine Möglichkeit.«

Sie: »Ja, die kann was.«

Ich: »Ziemlich genau mein Typ, die Frau.«

Sie: »Klein. Zierlich. Blond.«

Ich: »Erinnert mich an jemanden.«

Sie: »Lieb, dass du das sagst. Willst du nicht einmal eine Schwarzhaarige?«

Ich: »Nein.«

Sie: »Rot?«

Ich: »Schon gar nicht.«

Sie: »Was soll denn das heißen?«

Ich: »Die sind meistens nicht wirklich rot.«

Sie: »Woher willst du das wissen?«

Ich: »Das sieht man an ihren Schamhaaren.«

Sie: »Dazu müsstest du sie dir vorher ansehen. Falls sie überhaupt welche hätte.«

Ich: »Das weiß ich auch so.«

Sie: »Aha.«

Ich: »Wie findest du ihn?«

Sie: »Von hier aus ist er ganz passabel. Müsste ich aus der Nähe sehen.«

Ich: »Ist gut trainiert.«

Sie: »Da komm ich mir alt vor.«

Ich: »Also, was jetzt? Du willst doch einen Jungen, Knackigen. Aber der ist dir dann zu schön?«

Sie: »Genau.«

Unter den Älteren sahen wir uns nicht ernsthaft um. Eher so nebenbei. Und schüttelten den Kopf über uns. Wir waren so heikel. Wir fanden, dass das ein sympathischer Zug an uns war.

Dieses Ausschauhalten wurde zum ständigen Spiel. Im Supermarkt. Im Restaurant. Überall taten wir es, wenn uns gerade danach war. Hunderte Paare. Und kein einziges, das unseren Vorgaben ganz und gar entsprochen hätte. Manchmal fanden wir es auch ein bisschen unsympathisch an uns, dass wir so heikel waren.

Spiel oder nicht. Wir näherten uns einem Ziel an. Magda machte es wie immer, wenn sie sich auf etwas zubewegte. Zwei Schritte nach vor. Einen zurück. Manchmal auch keinen nach vorn und drei zurück. Oder umgekehrt. Mit Magda musste man vorsichtig umgehen. Immer wieder reden. Gelegentlich wieder von vorn anfangen.

Kommt nicht infrage. Das sagte sie gerne.

Am nächsten Tag dann: Na ja, vielleicht doch.

Oder anders herum. Heute: Na ja, vielleicht. Und morgen: Kommt nicht infrage.

Man kann das sprunghaft nennen. Wankelmütig. Aber bei ihr war es etwas anderes. Selbstkorrektur. Sie konnte bei sich selbst nachbessern. Fehlverhalten rückgängig machen. Von sich aus. Sich selber etwas eingestehen. Nach einer gewissen Zeit. Die musste man ihr allerdings lassen. Und die verging manchmal wortlos. Sie überdachte eine Sache. Dann ihren Standpunkt. Dann meinen. Dann noch einmal ihren. Ich redete sie nicht an in der Zeit. Und ich reagierte dazwischen auch nicht auf ihre Abwehrreaktionen. Es dauerte ein, zwei Stunden. Oder einen Tag. In schweren Fällen eine Woche. Aber dann kam sie selbst darauf zurück. Das war die Basis unserer Beziehung. In diesem Krebsgang bewegten wir uns seit bald fünf Jahrzehnten auf unsere Ziele zu.

Wenn sie zweifelte, redete Magda von ihrem Äußeren. Dass sie nicht gefallen könnte. Dass sie im Vergleich zu einer jüngeren Frau nicht würde bestehen können. Diese Dinge. Ich wusste, was sie meinte. Doch es ist wohl so, dass Männer anders über sich denken, in diesen Dingen. Diese Sorgen machte ich mir nicht. Ich würde es nicht mit denen zu tun haben, die nicht wollten. Ich würde es mit denen zu tun haben, die wollten.

Ich machte mir andere Sorgen. Die Magda nicht verstand. Wir hatten darüber geredet, aber er war ihr nicht bewusst: der Leistungsdruck. Bei mir funktionierte alles gut. Der Penis ist ein Muskel, der trainiert gehört. Der sich auch wieder trainieren lässt, wenn er untrainiert ist. Ich trainierte ihn. Doch die Notwendigkeit der Standfestigkeit. Im entscheidenden Moment. Natürlich wusste sie, dass es Frauen leichter hatten. Aber unter welchem Druck ein Mann wirklich steht, konnte Magda nicht abschätzen. Einfach weil sie kein Mann war.

Ich hingegen machte mir so meine Gedanken. Auch über Viagra. Eine Pille zur Sicherheit. Für Spezialeinsätze sozusagen. Niemand würde enttäuscht. Und ich hätte nicht das Gefühl, gescheitert zu sein. Psychologisch war das schon etwas. Aber da war nach wie vor die viele Chemie. Alle redeten von Viagra. Es galt fast schon als schick, es zu nehmen. Doch Potenzpillen waren ein Multimilliardengeschäft. Wenn sie Männer in Wirklichkeit kaputt machten, wäre das vermutlich nicht in den Zeitungen zu lesen.

Eigentlich kamen wir ganz unbeschwert auf eine mögliche Lösung. Auf die Penisringe. Wir redeten beim Frühstück gerade darüber, was wir heute vorhatten. Jedenfalls ging es unversehens um Penisringe. »Dann gehen wir wieder in den Sexshop«, sagte Magda. Sie stand auch gleich vom Tisch auf.

Anscheinend hatte ich ihr die Dringlichkeit des Problems für mich schon eindeutig genug erklärt. »Jetzt?«, fragte ich. »Sofort?«

Sie nickte.

»Und was ist damit?« Ich deutete auf die Reste des Frühstücks.

»Das lassen wir stehen«, sagte Magda. Sie schmunzelte. »Darum geht es doch bei so einem Ring. Nicht wahr? Ums Stehen.«

Schönen Dank auch, Liebe meines Lebens.

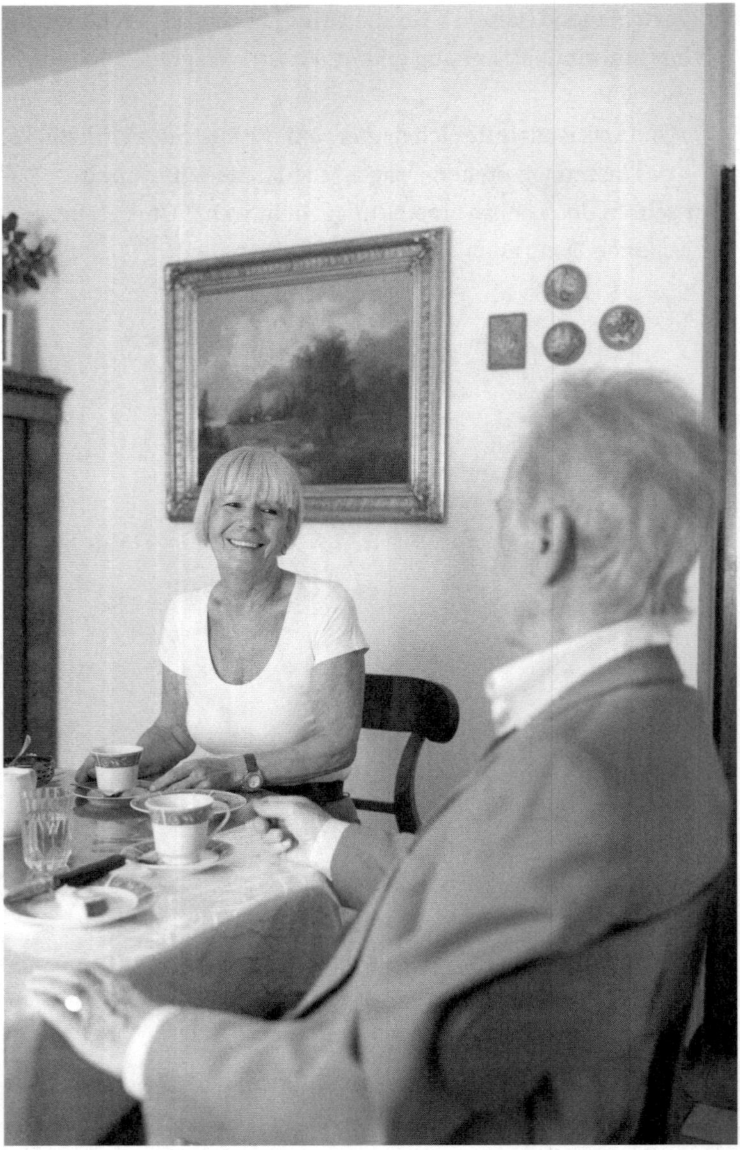

Magda

Mittlerweile kannten uns die im Sexshop. Der junge Verkäufer war heute zwar nicht da, aber seine Kollegin nickte uns zu, eine schlanke, mittelgroße Blondine, noch keine 25. Über sie hatten wir uns schon Gedanken gemacht. Angesprochen hatten wir sie natürlich nie. Aber so, wie Bernhard sie ansah, hätte sie sich selber denken können, worum es ihm ging. Sofern sie es bemerkte. Sie hatte immer Kopfhörer auf, war mit ihrem Handy beschäftigt und tippte in der aberwitzigen Geschwindigkeit, in der junge Leute diese Geräte bedienten, darauf. Wahrscheinlich schrieb sie ihrem Chef, dass schon wieder diese zwei Greise da waren, die in letzter Zeit den Umsatz hoben, und er dachte schon darüber nach, einen eigenen Geriatriegang zu machen, in dem dann Dinge wie Ganzkörperanzüge aus Latex lagen, die nur die benötigten Öffnungen hatten, und alle Potenzmittel. Gruselig.

Wir schlenderten durch den Shop, als suchten wir nichts Bestimmtes. »Kannst du dich noch erinnern, wo die Ringe sind?«, fragte Bernhard.

»Keine Ahnung«, sagte ich.

»Ich frage«, sagte ich und deutete mit dem Kinn zu dem Mädchen mit dem Handy.

»Auf keinen Fall«, sagte Bernhard. Er hielt mich am Ärmel zurück.

Soweit ich das verstanden hatte, gab es Penisringe aus Leder, Latex, Gummi, Silikon, weichem Kunststoff oder Metall. Männer trugen sie um die Eichel, den Penis oder den Hodensack. Ich konnte mir trotzdem nichts Genaues darunter vorstellen. So, wie wir darüber gesprochen hatten, sollte er Bernhard jedenfalls nicht als Schmuck dienen. Penisringe dienten dazu, die Erektion zu verstärken und zu verlängern. Sie kamen sogar bei erektiler Dysfunktion zum Einsatz, und ich verstand, weshalb Bernhard nicht viel Lärm um den Grund unserer neuerlichen Einkaufstour im Sexshop machen wollte.

Nach weiteren drei Runden ging ich, mit Bernhards Einverständnis, trotzdem zur Kassa. Allein. Er tat interessiert an Gummimasken aus Latex, mit denen man aussah, als wollte man eine Bank überfallen.

»Señorita?« Ich musste die junge Frau antippen, sonst hätte sie mich nie registriert.

Erschrocken sah sie auf.

»Können Sie mir bitte sagen, wo die Penisringe sind?«, fragte ich mit gedämpfter Stimme. Wir waren nicht die einzigen Kunden im Laden.

»Penisringe?«, brüllte die Kleine. Sie hatte noch immer die Kopfhörer auf und ihre laute Musik im Ohr.

Ich sah mich im Shop um. Bernhard hielt sich eine der Masken vors Gesicht und grinste dahinter hervor. Sonst kümmerte sich niemand um mich. Ich nickte.

»Dort drüben«, rief das Mädchen. »Gleich neben den Prostatastimulatoren.«

Ich wusste nicht genau, was das war, aber so, wie es klang, gehörten die dann künftig womöglich auch in den Geriatriegang.

Als ich jetzt zu Bernhard hinübersah, steckte sein Kopf in einem Prospekt.

»Was ist ein Prostatastimulator?«, fragte ich ihn, als ich wieder bei ihm war.

»Etwas, das man sich hinten einführt.«

Sein Ton war wegwerfend, als wäre das alles, was es dazu zu sagen gab. Er brauchte auch nicht mehr zu sagen. Für Analtechniken hatten wir beide nichts übrig. Wenn man Sex nur über diese Öffnung betreiben müsste, wäre ich eine eiserne Jungfrau, und Bernhard würde fließend Spanisch sprechen, weil er dann jede Menge Zeit zum Lernen gehabt hätte.

»Komm«, sagte ich und zog ihn zu den Penisringen. »Welchen willst du?«

Die Auswahl war beachtlich. »Ich hätte nicht gedacht, dass sich Menschen so viele Varianten auf diesem Gebiet einfallen lassen können«, sagte ich.

Bernhard hatte sich in die Materie vertieft und gab keine Antwort. Er nahm ein Modell nach dem anderen in die Hand, drehte und wendete es und las die Beschreibungen und Bedienungsanleitungen. Schlauer schien er dabei nicht zu werden.

Es gab schmale, rote Bändchen mit Verstellschrauben, die sie enger und weiter machten, weiche, durchscheinende Plastikdinger, die im Vergleich dazu relativ bequem aussahen, und Metallringe, die mir wie falsch dimensionierte Eheringe vorkamen. Ich konnte mir nicht vorstellen, dass es angenehm war, so etwas zu tragen.

Ich fand überhaupt, dass Bernhard das Thema Standfestigkeit überbewertete. Wir hatten in diesem Punkt keine Probleme. Er fühlte sich trotzdem gestresst. Nun gut. Es ging ihm wohl nicht nur um mich. Es ging ihm auch um sich. Vielleicht machte er sich Sorgen, dass die Entwicklung seines Körpers, der ja trotz allem nicht jünger wurde, ihn daran hindern könnte nachzuholen, was er nachzuholen hatte. Vielleicht waren Männer auch einfach so. Sie brauchten das Gefühl, jederzeit auf Zuruf bereit zu sein.

»Er beißt nicht«, sagte Bernhard, als ich einen der Penisringe vorsichtig in die Hand nahm. Er sah aus wie starker Draht, der mit Plastik ummantelt war, wie ein besseres Kabel. Die Verstellschraube sah auch eher nach Elektrotechnik als nach Liebestechnik aus.

Oben standen die beiden Enden weg, sodass sie beim Sex vermutlich kein angenehmes Gefühl verursachten. Ich konnte mir nicht vorstellen, dass dieser Ring für irgendetwas gut war. In ihm manifestierte sich ein Problem – die Potenzangst der Männer –, aber vermutlich löste er keins. Aber was wusste ich schon?

Bernhard hob einen der in Zellophan verpackten Ringe hoch. »Schau, was da steht«, sagte er. »Zur Stimulation von Klitoris und Vulva.«

»Wegen mir brauchst du ihn nicht zu kaufen«, sagte ich.

Nach weiteren 20 Minuten hatten wir, was er wollte. Drei verschiedene Ausführungen wie bei den Dildos. Das »Elektroteil« mit den wegstehenden Enden und eines der weichen, durchscheinenden Plastikdinger waren dabei. Dann noch ein Ring aus Silicon.

Daheim machte sich Bernhard über die neuen Sachen her wie ein Junge über eine neue Spielzeuglokomotive. Er probierte einen der Ringe gleich aus. Irgendwann saß das Ding. Doch sobald Bernhard in mich eindrang, waren der Ring und ich auf Kollisionskurs. Sein Penis fühlte sich größer an, doch der Ring störte mich. Ich fühlte nicht Bernhard, sondern vor allem einen Fremdkörper auf der Haut. Ich ließ Bernhard nur gewähren.

»Was ist los?«, fragte er schließlich.

»Dieses Ding«, sagte ich, »es stört mich.«

»Glaubst du, du kannst dich daran gewöhnen?«

»Es ist, als wäre etwas zwischen uns.«

»Vielleicht haben wir die falschen Ringe gekauft«, sagte er.

Ich merkte, dass Bernhard das Thema beschäftigte, auch wenn er nicht darüber sprach, während er sich in den kommenden Tagen unseren Fenstern widmete. Sie brauchten einen neuen Anstrich. Die Haustür ebenso.

Dafür benötigte er einen bestimmten Bootslack, der besonders widerstandsfähig gegen UV-Strahlung war. Als er damit aus dem Baumarkt zurückkam, winkte er mir schon vom Gartentor aus zu. »Ich muss dir etwas zeigen«, rief er.

Er machte es spannend. Legte Lackdosen, Schleifpapier und Pinsel auf den Tisch. »Toll«, sagte ich.

»Warte«, sagte er.

Schließlich befanden sich seine gesamten Einkäufe auf dem Tisch. Er hatte auch Schrauben gekauft und ein paar Teile, die ich nicht zuordnen konnte. »Fällt dir etwas auf?«, fragte er.

»Ja. Du willst anscheinend das Haus aufstocken.«

Er zeigte auf einen schwarzen Ring. Er sah unauffällig aus, als hätte er etwas mit Abflussrohren zu tun, ein schmales schwarzes Teil, aus Hartgummi, vermutete ich, aber ich kannte mich nicht aus. »Was ist das?«, fragte ich.

»Ein Dichtungsring«, sagte er. »Verstehst du nicht?«

»Das ist nicht dein Ernst«, sagte ich.

»Damit funktioniert es«, sagte er. »Du wirst sehen.«

Ich verglich den Ring in Gedanken mit denen, die er gekauft hatte. »Er hat keinen Verschluss und ist nicht dehnbar«, sagte ich. »Hast du ihn etwa zwischen den Sträuchern der Gartenabteilung anprobiert?«

»Er passt.«

»Muss ich Angst haben um dich?«

»Ich lege ihn an, bevor ich eine Erektion bekomme. Das ist alles.« Er öffnete seine Hose. »Zieh dich aus«, sagte er.

Der Heimwerker als Liebhaber, dachte ich. Da ging es nicht um Romantik, sondern darum, dass die Dinge plangemäß funktionierten. Das hatte etwas. Ich gehorchte. Während ich zum Sofa ging, streifte er den Ring über.

Scheinbar verhalf er ihm zu noch mehr Selbstbewusstsein. Er gebärdete sich wie eine Mischung aus John Wayne und Charles Bronson, Hollywoods wortkargen Leinwandmachos. Vielleicht fühlte er sich durch den Ring so erhöht wie durch eine Waffe. Breitbeinig, seinen beringten Penis vor sich hertragend, kam er zum Sofa.

Es funktionierte. Der Ring irritierte mich diesmal gar nicht. »Ich habe es gewusst«, sagte Bernhard, als ich gekommen war. »Man muss über ein Problem selbst nachdenken, dann kommt man auf die besten Lösungen.«

Als wir am Abend zu Bett gingen, streifte er den Baumarkt-Ring noch einmal über. Diesmal ließ er sich mehr Zeit. Tantra-Technik mit Dichtungsring. Das war unsere aktuelle Version von Erfüllung. Waren wir ein verrücktes altes Ehepaar? Falls ja, hätten wir jedenfalls schon früher damit anfangen sollen, es zu sein. Es machte Spaß.

Irgendwann rollte Bernhard einfach von mir herunter, und wir schliefen Arm in Arm ein.

Bernhard

Der Schrei ging durch Mark und Bein. Ich brauchte ein paar Sekunden, bis ich merkte, dass er aus mir gekommen war. Ich war derjenige, der eben geschrien hatte. Ich wusste nur noch nicht, warum. Ein paar weitere Sekunden später wurde mir der Grund klar. Es war Schmerz. Es steckte ein Schwert in mir. Ein flammendes Schwert. Genau in meiner Mitte. Ich hob die Bettdecke.

Magda stürzte ins Schlafzimmer. Sie war schon vor mir auf gewesen. Wie immer. In der Tür blieb sie stehen. Sah nichts Ungewöhnliches. Besser gesagt gar nichts. Ich hielt ja die Decke vor mir hoch.

»Was ist?«, rief sie.

Ich lag starr im Bett. Sah auf meine Lenden hinunter. Dort, wo einmal mein Penis gewesen war, ragte etwas Dunkles in die Höhe. Es war noch immer mein Penis. Nur sah er nicht mehr so aus. Ich schlug die Bettdecke zur Seite. Magda schlug die Hände vors Gesicht.

Wir untersuchten das Problem. Zuerst nur mit Blicken. Keiner von uns traute sich hinzugreifen. Mein Penis war steif, prall und rot. An der Wurzel hatte sich rundum ein Bluterguss gebildet. Er war von sattem Violett.

»Meine Güte. Du hast den Ring nicht abgenommen«, sagte Magda.

Ich hatte ihn tatsächlich nicht abgenommen. Ich war nach dem Sex auf meine Bettseite gerollt und eingeschlafen. Es gab einen Grund, weshalb wir eher morgens und vormittags Sex hatten als abends. Ich war samt Ring eingeschlafen. Der verhindert hatte, dass mein Penis abschwellen konnte.

»Himmel«, sagte Magda.

Ich betrachtete mein Prachtstück. Es sah aus wie abgebunden.

»Als wenn sich Kinder ein Gummiband um den Finger wickeln.«

»Magda«, stöhnte ich, »das wird vielleicht nie wieder. Bitte tu mir einen Gefallen: Lass solche Vergleiche.«

»Um Gottes willen.«

»Und diese frommen Floskeln. Das macht mich ganz nervös.«

»Entschuldige«, sagte sie.

»Was machen wir jetzt?«, fragten wir uns gegenseitig. Immer noch scheuten wir uns, den gefolterten Penis anzufassen.

»Irgendwie muss der Ring da herunter. Ich hole eine ...«

»Bitte, sprich es nicht aus«, sagte ich. »Und tu es schon gar nicht. Alles. Nur keine Schere. Gar keine Werkzeuge.«

Magda schleppte mich ins Bad. Schubste mich unter die kalte Dusche. Das war es. Kaltes Wasser auf Schwellkörper war die richtige Lösung dieses Problems. »Für die nächsten Tage«, sagte ich, während ich bibbernd an mir heruntersah, »bitte ich um Schonzeit.«

»Sexshop ist vielleicht doch besser als Baumarkt«, sagte Magda.

»Das hat damit nichts zu tun«, sagte ich.

Kaum war die Schwellung abgeklungen, ringelte sich mein Penis ein und ruhte sich aus. Ein bisschen Salbe drauf. Vorsicht beim Pinkeln. Die Sache war noch einmal glimpflich ausgegangen. Ich redete nicht mehr darüber. Magda dachte nicht mehr daran. Oder doch? Am vierten Tag stand sie in einem ihrer aufreizenden Negligés vor mir. Davon hatten wir mittlerweile eine ganze Kollektion. Sie hatte das verruchteste gewählt. Schwarz und rot.

»Sieht scharf aus«, sagte ich. Mehr höflich als erregt.

Sie stolzierte vor mir auf und ab. Hob den Saum. Drückte die Brüste mit den Händen zusammen. Alles, was ich gern hatte. Ich spürte, wie sich etwas regte. Unglaublich. Magda bekam es mit. Sie hatte es geschafft. Sie liebte diese Siege. Ich wollte ihr diesen auch lassen.

Trotzdem glaubte ich, mich holte der Teufel, als ich in sie eindrang. Was man so alles tut aus Liebe. Es war, als rannte ich gegen eine Hauswand. Mit waagrecht wegstehendem Penis. Ungebremst.

Ich stellte mir vor, wie ich in einem bequemen Sessel saß und einen Mann dirigierte, der bei Magda im Bett lag. Unsere besten Freunde, die Bergers, wünschten sich immer Dinge vom Universum. Jeden Parkplatz bestellten sie dort und schworen, dass es wirkte. Vielleicht sollte ich das auch tun, dachte ich. So einen Mann beim Universum bestellen. Vielleicht sollte ich ihn bestellen, während ich das nächste Mal kam. Dann wirkte es vielleicht besonders gut.

Am nächsten Tag beim Frühstück. Wo sonst? Magda erzählte mir von einem Traum. Sie hatte offenbar eine aufregende Nacht gehabt. Wieder einmal. Das war öfter vorgekommen in den vergangenen Monaten. Was sie im Leben verunsicherte, war im Schlaf ganz einfach. »Ich war bei einer Schlüsselparty«, sagte sie.

»Woher weißt du, was das ist?«

»Ich habe das in einer Gratiszeitung gelesen. Es ging um wichtige Sexbegriffe. Es gab sieben. Ich kannte keinen einzigen davon. Seither weiß ich auch, was ein Bambi ist. Eine Frau, die es lieber zart als hart mag. Bei Schlüsselparty stand: Das ist eine meist private Veranstaltung, in der via Auslosung von Autoschlüsseln die Person ermittelt wird, mit der man in dieser Nacht Sex hat.«

»Wie war die Party?«, fragte ich.

»Sie begann harmlos, weißt du«, sagte sie. »Wir waren in meinem Traum bei Freunden eingeladen. Jeder Mann hatte beim Ankommen seinen Autoschlüssel in eine Schale gelegt. Wir aßen. Ganz normal alles bis auf die Tatsache, dass jeder wusste, was das Dessert sein würde. Alle sahen sich um und fragten sich, mit wem sie in einer Stunde Sex haben würden. Mich sahen sie auch an. Ich war nicht alt in diesem Traum. Ich weiß nicht, wie alt, aber das spielte jedenfalls keine Rolle. Ach ja. Wir hatten von Beginn an wenig Stoff am Körper.«

»Wie war es für dich, dort zu sitzen?«

»Du weißt ja, wie es in einem Traum ist. Ich hatte keine Bedenken. Ich konzentrierte mich nur darauf, alles richtig zu machen. Es war nicht selbstverständlich für mich, bei dieser Party zu sein. Es war meine erste Schlüsselparty. Die meisten Gäste trugen die Mieder mit den Löchern und die Höschen mit den Schlitzen. Wie das Zeug im Sexshop. Bloß sah es in meinem Traum nicht so billig aus. Es wirkte fast würdevoll.«

Ich kannte mich mit Schlüsselpartys nicht aus. Magdas Version davon fand ich jedenfalls interessant.

»Als Nächstes standen wir alle um die Schale mit den Autoschlüsseln. Die Hausfrau hatte uns dorthin gebeten. Da standen 20 Menschen, die Männer in Slips, so, wie du einen hast. Ich sah ihre Hintern, weil ich mich nicht vordrängte. Ich wollte beobachten, was die anderen taten. Ich sah auch die nackten Frauenhintern. Weißt du, in meinem Traum war das einfach nur sehr sexy.«

Unser Sohn hatte meiner Frau einmal ein Buch mit dem Titel »Die Macht unseres Unterbewusstseins« geschenkt. Sie hatte noch nicht darin gelesen, aber es lag neben ihrem Bett. Das Buch hatte mich dazu inspiriert, nach ihrem ersten erotischen Traum auf einer Traumdeutungsplattform nachzusehen.

Im Traum haben sexuelle Handlungen nicht unbedingt mit unterdrückten Trieben und Wunschvorstellungen des Träumenden zu tun, obwohl dies der Fall sein kann, hieß es dort. Vielmehr wird durch die Sexualität im Traum auf eine psychische und schöpferische Funktion hingewiesen. Die Vereinigung im Traum bedeutet eine seelische Kontaktaufnahme. Bei Träumen, die eine sexuelle Handlung haben, müssen für die Deutung die tatsächlichen Lebensumstände des Träumenden stark miteinbezogen werden. Was wohl Magdas Traum begründete. Wir hatten nun viel mehr Sex als bisher. Wir redeten über die Dinge wie Partnertausch. Dann wurde sie auf Artikel wie in dieser Gratiszeitung aufmerksam. Das alles mündete in einen Traum von einer Schlüsselparty.

»Jede Frau nahm einen Schlüssel aus der Schale, ohne hinzusehen, natürlich. Wenn eine den Schlüssel des eigenen Familienautos zog, durfte sie ihn wieder zurückwerfen. Wir hatten noch unseren Mini. Ich glaube, ich war jung in diesem Traum.«

Ich dachte daran, was noch auf der Plattform gestanden war: Sexualität im Traum ist ein natürlicher Versuch, einen Ausgleich zum Wachzustand zu finden, der vielleicht zu stark verstandesmäßig geprägt ist oder zu viel Gewicht hat.

»Wessen Schlüssel hast du gezogen?«, fragte ich.

»Ich weiß es nicht genau.«

»Wie war der Sex mit ihm?«

»Gut. Ich habe etwas getan.«

»Wie meinst du das: ‚Du hast etwas getan'?«

»Etwas, das mir im Traum ganz normal vorkam.«

»Das dir aber sonst nicht so normal vorkommt.«

»Ja genau. Obwohl es scheinbar alle normal finden.«

Ich lehnte mich zurück. Mir war seit einigen Wochen klar gewesen, dass wir früher oder später auf dieses Thema zu sprechen kommen mussten. Es ging um unseren sexuellen Fundus. Der hatte sich seit einer Weile laufend erweitert. Dazugekommen waren Negligés, Dildos, Penisringe, ein Swingerklub und vor allem unser offener Umgang mit unseren Fantasien. Dennoch wies unser Fundus noch Lücken auf, selbst im Vergleich zu jenem eines durchschnittlichen Paares, oder zumindest eine Lücke. Wir hatten keinen Oralverkehr.

»Ich weiß übrigens doch, wer der Mann war, er war nur im Traum ganz anders als in Wirklichkeit. Deshalb wollte ich es dir nicht sagen.«

»Wer war es?«

»Randolf«, sagte sie.

»Was?« Ich war fassungslos. »Du hast Randolf Berger im Traum einen geblasen?«

Magda

Der März ging vorbei. Unsere Tage auf Teneriffa waren damit gezählt. Wir waren dieses Jahr länger geblieben, was nichts mit dem zu tun hatte, was zwischen uns geschehen war. Wir hatten das schon vorher so geplant. Vorahnung war es nicht gewesen. Zufall wohl auch nicht. Zufälle waren meistens Glieder einer Kette, die sich lang zurückverfolgen ließ. Drei Monate waren es gewesen. Drei Monate im Rausch der Sinne. Im Garten der Lust. So wäre es in einem dieser Romane gestanden. Drei Monate zweiter Frühling. Das traf es wohl besser. Wobei sich unser zweiter Frühling von dem anderer Paare darin unterschied, dass wir ihn gemeinsam erlebten.

Während unsere Abreise näher rückte, wurden Bernhard und ich etwas wehmütig. An unserem Wunsch, noch zu bleiben, lag das nicht. Die Monate April bis September waren nicht die Zeit für Halbinsulaner wie uns. Doch diesmal war das Heimfahren anders als sonst. Es war eine Reise zurück und gleichzeitig eine nach vorne. Wir hatten uns verändert und würden uns weiter verändern. Uns erwartete deshalb in Wien das vertraute Unbekannte. Was würde es mit uns machen?

»Wir machen einfach weiter wie hier«, sagte Bernhard, der zuversichtliche Realist.

»Meinst du, das geht?«

»Nur wenn wir es nicht kompliziert machen.«

Ich vertiefte das Thema nicht. Ich wollte über die Macht der Gewohnheit über uns nicht sprechen. Etwas, das einmal ausgesprochen ist, ist damit in der Welt. Bernhard hatte recht. Es lag an uns. Entweder kehrten wir in unser altes Leben zurück, oder wir setzten unser neues fort. Es klang wirklich einfach.

So einfach war es auch. Unsere Ankunft in Wien wurde nicht das Ende einer Urlaubsaffäre. Wir hatten uns schließlich nicht in feurige Insulaner verliebt, die wir nun zurücklassen mussten, sondern ineinander. Es verschlang uns auch nicht der Alltag wieder, weil unser Alltag in Wien nicht großartig anders war als jener in Teneriffa. Nur das Ambiente war anders. Statt des *Mercadona* gab es *Billa*, *Spar* und *Hofer*. Auch die Sexshops und die Swingerklubs, falls es darauf überhaupt ankam, würden nur andere Namen haben. Wir saßen eben nicht am Strand, wenn wir andere Paare begutachteten, sondern saßen in einem Kaffeehaus oder flanierten durch die Kärntnerstraße, und dass der Wind dabei manchmal noch ein paar Schneeflocken tanzen ließ, machte keinen Unterschied. Mit anderen Worten: Wir liebten uns in Wien einfach weiter.

An den ersten beiden Tagen nach unserer Heimkehr drehten sich unsere Frühstücksgespräche noch um banale Dinge. Haben wir Butter? Müssen wir die Heizung warten lassen? Wann laden wir Simon und seine Freundin Tessa zum Essen ein? Wolltest du nicht dein Buchklub-Abonnement kündigen? Jetzt hätte ich fast die Zahnarztkontrolle vergessen. Dinge in der Art.

Als alles soweit geregelt war und wieder in den gewohnten Bahnen verlief, fehlte auf einmal etwas. Wir wussten auch, was. Anregende Gespräche zum Frühstück, Vorstöße im Bett und eine Antwort auf die Frage: Wollen wir einen Wiener Swingerklub besuchen?

Bei Vorstößen im Bett waren wir beim Thema Oralsex stehen geblieben. Ich hatte dieses Thema vor ein paar Jahrzehnten, irgendwann zwischen Hausputz und Kinderparty, unter »Nein, lieber nicht« abgehakt und dann nie wieder aufgegriffen. Vielleicht war nun die Zeit dafür gekommen. Ich wusste es nicht genau. Ich wusste, dass das Thema heikel war. Nicht für die Welt da draußen, aber für Bernhard und mich.

An unserem dritten Tag in Wien erzählte mir Bernhard beim Frühstück etwas über eine neue Plattform, über die Gartenbesitzer Obst und Gemüse aus ihrem eigenen Anbau weitergeben konnten, wenn sie gerade einen Überschuss hatten. Er fand die Idee gut und meinte, dass wir uns auch daran beteiligen könnten. »Was hältst du davon?«, fragte er.

»Ich möchte, dass du mich einmal mit der Zunge befriedigst, und zwar richtig«, sagte ich.

Er spuckte fast den Kaffee über den Tisch.

Ich wusste, dass Bernhard sich öfter gewünscht hätte, dass ich ihn mit dem Mund befriedigte, aber daraus war dann eben nie etwas geworden, ohne dass wir je offen darüber gesprochen hätten. In mir war zu sehr abgespeichert gewesen, dass ich dann »so eine« wäre. Mich hätte nicht vor ihm geekelt, dafür aber vor mir selbst.

Jetzt sah er mich fragend an.

»Ja genau«, sagte ich. Ich nickte.

»Jetzt gleich?«, fragte er.

»Wenn du willst, auch jetzt gleich. Gib mir nur einen Moment.«

Als ich wieder aus dem Bad kam, hatte ich das Gefühl, dass er inzwischen draußen auf und ab gegangen war. Er zog mich zum Sofa und drückte mich in die Kissen. Er schob das Tischchen zur Seite, kniete sich vor mich hin, öffnete meinen Bademantel, legte seine Hände auf meine Knie und drückte meine Beine auseinander. Ich ließ mich ganz nach hinten sinken und schloss die Augen. Aber nichts passierte.

Als ich die Augen wieder öffnete, sah ich Bernhard genau über mir, gleich darauf drang er in mich ein. Ich überließ mich dem Augenblick, und recht viel mehr war es auch nicht. Die Vorstellung, wie er mich mit der Zunge befriedigte, beschleunigte meine Lust.

Bernhard

Magda sah mich an. Wenn sie erregt war, wurden ihre Augen dunkler. Nach ihrem Höhepunkt gab sich das meistens. Diesmal nicht. Immer noch lag die Erwartung in ihrem Blick.

Ich tauchte zwischen ihren Beinen ab. Sie war fast glatt rasiert, das war inzwischen zu ihrer Gewohnheit geworden. Die nachwachsenden Haare machten die Haut ein wenig rau, aber nicht so sehr, wie sie es bei einer jungen Frau getan hätten. Auch Schamhaare werden mit dem Alter weicher und seidiger.

Vorsichtig berührte ich sie mit der Zungenspitze. Der Duft des Duschbades und der Liebe, die wir gerade gemacht hatten, vermengten sich mit ihrem Duft. Magdas Duft hatte sich verändert, wie er sich angeblich bei allen Frauen in fortgeschrittenen Jahren veränderte. Ich hätte sie jederzeit daran wiedererkannt, doch er war dünner geworden, feiner.

Ich wurde forscher und spürte, wie ihr Körper sich beim Atmen hob und senkte. Warum nur hatten wir in all den Jahren auf Cunnilingus verzichtet? Ihre Haare hatten mich ein wenig gestört, darüber hätten wir reden können. Oder auch nicht. Nein, hätten wir nicht. Bitte, rasiere deine Schamhaare, ich möchte dich mit der Zunge befriedigen. Es hatte Zeiten in unserer Ehe gegeben, in denen so ein Satz sie ziemlich verstört hätte.

Es waren nicht nur die Haare, die mich abgehalten hatten. Es gab dann auch noch diese ebenfalls unausgesprochene Frage, ob Oralsex, ich bei ihr, auch sie bei mir bedeutet hätte. Es war richtig kompliziert, und so waren die Jahrzehnte vergangen.

Ich hatte einmal eine Zeichnung von einem Cunnilingus aus dem alten Pompeji gesehen. Diese Dinge gab es also vermutlich schon so lange wie die Menschheit selbst. Ich war nie ein Hippie

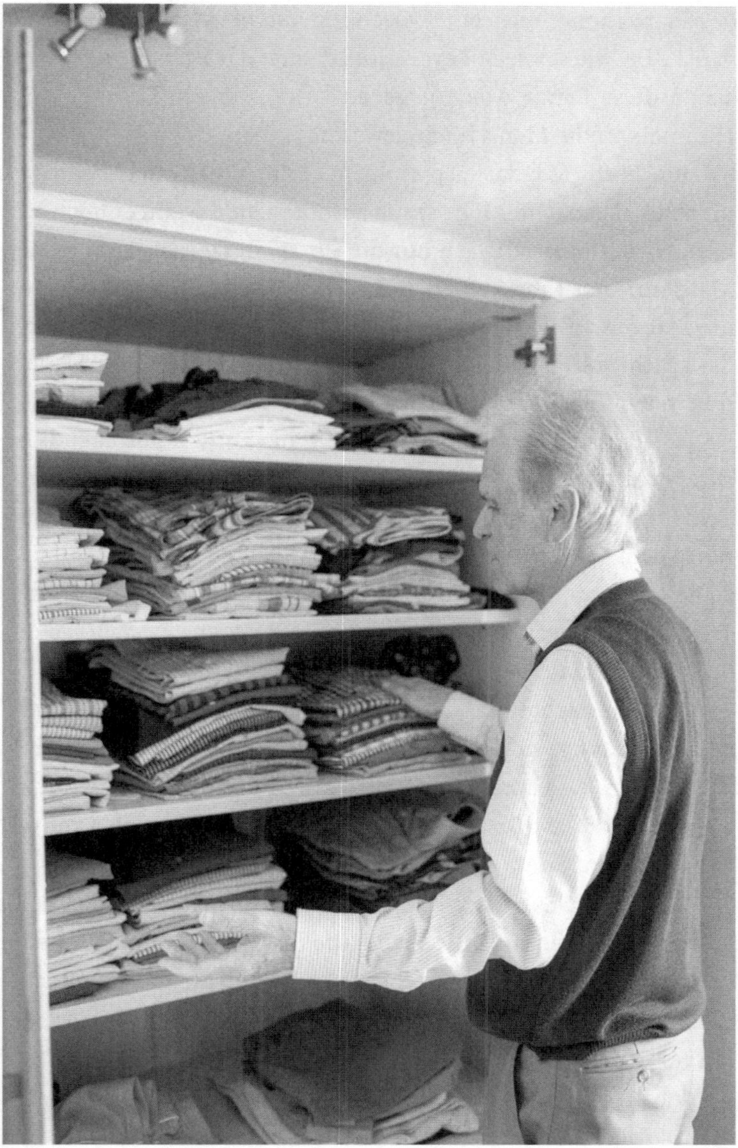

gewesen, immer eher eine Mischung aus neugierig und konservativ. Aber die sexuelle Revolution, dachte ich jetzt, die den Menschen diese Dinge wiedergegeben hatte, war ein Geschenk des Himmels an die Menschheit gewesen.

Ich hörte Magda leise stöhnen. Früher hatte ich beim Sex manchmal gedacht: Möge er nie aufhören, und wenn er doch aufhört, wird die Zeit danach nur die Übergangszeit bis zum letzten Mal sein. Jetzt gab es einen anderen Gedanken, den mir die Hormone regelmäßig ins Gehirn pflanzten, und ich meinte zu spüren, dass nicht nur ich allein, sondern wir beide ihn dachten: Warum fingen wir denn erst jetzt damit an?

Ich wusste, dass Frauen Cunnilingus zu den aufregendsten Dingen in ihrem Liebesleben zählten, obwohl die Wahrscheinlichkeit, dass sie dabei einen Orgasmus hatten, im Vergleich zu normalem Sex geringer war. Für Magda galt das nicht. Das heißt, zu den aufregendsten Dingen in ihrem Liebesleben würde sie diese Praktik ab jetzt vielleicht auch zählen, aber einen Orgasmus hatte sie ebenfalls.

Danach dachte ich, dass sie selig lächelnd einschlafen würde, doch das tat sie nicht. Sie wies mich an, auf dem Sofa Platz zu nehmen, während sie mit den Knien auf den Teppichboden rutschte. War das »Du bei mir, daher auch ich bei dir« also Politik? Kam es darauf an?

Mir gingen Sätze wie »Du musst nicht« durch den Kopf, doch ich verkniff sie mir. Schließlich hatte ich Magda nicht erst heute kennengelernt. Ich konnte sie lesen, ich brauchte dazu nicht einmal ihre Blicke. Ich brauchte nur zu sehen, wie sie sich bewegte, hören, wie sie atmete. Ich wusste, dass es in Ordnung war.

Ich lehnte mich auf den Ellbogen halb zurück, sorgte aber dafür, dass ich zusehen konnte. Es war eine große Sache, als ich ihre Haare auf meiner Bauchdecke spürte. Wir waren wie Jugendliche, die etwas entdeckten, damals, in der Zeit, bevor Jugendliche schon alles in Internetpornos entdeckt hatten, vor ihrem ersten Kuss. Ich streichelte mit einer Hand leicht über ihren Kopf. Was für ein Abenteuer. Was für ein Anfang von etwas.

Magda

Die Zeit der Höhenflüge ging in Wien weiter. Unsere Hemmungen verschwanden zunehmend. Sie machten etwas anderem Platz. Eigentlich nicht der Hemmungslosigkeit. Eher einem entspannten inneren Lächeln des Erkennens. Weil wir verstanden, dass wir ihm auf der Spur waren, diesem Teil in unserem Leben, den wir bisher vermisst hatten.

Immer wieder fragten wir uns beim Frühstück, warum wir ihn ausgerechnet jetzt entdeckten. Nicht damals, als wir verliebt waren, so verliebt, dass wir alles füreinander und miteinander getan hätten. Unsere Gedanken waren für alles offen gewesen. Unsere Körper waren in vollem Saft gestanden, und wir hatten schönen Sex gehabt, bloß eben immer den gleichen. Waren der Grund dafür wirklich nur anerzogene Ängste gewesen?

»Vielleicht war es einfach eine andere Zeit«, sagte Bernhard einmal.

»Womöglich waren wir auch nur glücklich mit dem, was wir hatten«, sagte ich.

»Kann sein«, sagte Bernhard. »Man kommt nicht auf die Idee zu experimentieren, wenn das Einfache eine Sensation ist. Wenn es keine mehr ist, kommt man auch nicht auf die Idee, weil die Lust dazu schon fehlt.«

»Wir haben diese zweite Chance vielleicht deshalb bekommen, weil wir uns auch dann nicht voneinander entfernt haben, als wir kaum noch Sex hatten«, sagte ich.

»Wir hatten auch nie gar keinen Sex mehr«, sagte Bernhard. »Wir hatten immerhin genug, um uns daran zu erinnern, dass es so etwas wie Erregung auch noch gibt.«

»Wenn wir Sex hatten, hatten wir gemeinsame Höhepunkte«, sagte ich. »Hast du gewusst, dass das selten ist? Das verbindet, glaube ich.«

Bernhard erzählte mir von einer Fernsehdoku über Orgasmus-Schwierigkeiten, die er gesehen hatte. Eine Frau hatte darin gesagt, dass sie ihrem Freund 13 Jahre lang den Höhepunkt beim Sex nur vorgespielt hatte. Bei dem Interview weinte sie, weil sie so erleichtert darüber gewesen war, endlich offen darüber sprechen zu können.

»Bei aller Liebe«, sagte ich. »Ich hätte dich eher verlassen, als dir auch nur ein Jahr lang Höhepunkte vorzuspielen.«

Wir lachten und fühlten uns privilegiert. Es war gut, wenn wir uns manchmal auf die Terrasse unseres Hauses in Teneriffa stellten, hinunter zum Meer sahen und uns daran erinnerten, wie glücklich wir waren, weil wir so viel hatten. Es war aber auch gut, uns gelegentlich in die Augen zu sehen und uns dabei daran zu erinnern, wie glücklich wir waren, dass wir einander hatten.

Bernhard war so vieles für mich: Mann, Gefährte, Liebhaber, Geliebter, Vertrauter, Vater meines Kindes, Helfer in der Not, Gesprächspartner, Lebensmensch. Er war eigentlich alles für mich.

Es gab auch Flauten in unserem neuen Liebesleben. Zeiten, in denen wir wieder so lebten wie davor. Als gäbe es keinen Sex. Wir dachten nicht daran. Es war, als käme er dieses Mal nie wieder zurück, und es war uns in diesen Phasen sogar völlig egal.

Auf einmal interessierten wir uns wieder für Banalitäten. Bernhard schraubte Schrauben fest, die gar nicht locker waren. Wir waren wieder das zufriedene ältere Ehepaar, eins wie viele andere, harmlos durch und durch. Wir sprachen dann darüber, einen Töpferkurs zu machen, und nein, wir dachten dabei nicht an die alten Griechen, die sich Dildos aus Ton gebrannt hatten.

Doch wenn wieder ein paar Wochen vergangen waren, fing es auf einmal erneut an. Meistens mit einem Gespräch beim Frühstück. Es fing immer dann wieder an, wenn wir uns fragten, wo eigentlich die Lust geblieben war.

Zum Beispiel einmal in Teneriffa, als wir über unsere dortige Nachbarin redeten. Sie war Witwe, nicht mehr ganz jung, höchstens noch im Vergleich zu uns. Sie war wohl so um die 50, und Bernhard hatte sich mit ihrem Mann zu dessen Lebzeiten gut verstanden. Sie war schlank und sportlich, sympathisch. »Ihr fehlt doch sicher Körperkontakt«, sagte Bernhard. »Was meinst du, wenn …?«

»Sprich es erst gar nicht aus«, sagte ich. »Nur nichts mit den Nachbarn anfangen. Das bringt Schwierigkeiten.«

Trotzdem blieb die Vorstellung zwischen uns über dem Frühstückstisch hängen. Da war es wieder, dieses Kribbeln, und selbst in den Flauten schien unsere sexuelle Entwicklung nicht stillzustehen. Nach jeder waren wir noch ein bisschen offener zueinander, freier, ungehemmter, trauten wir uns mehr und schämten uns weniger, erweiterte sich unser Horizont, unser Fundus, entdeckten wir neue Aspekte unserer Lust.

Eine Weile beschäftigte mich eine für mich bemerkenswerte Entdeckung. Bernhards Zunge hatte mich gelehrt, dass es mehr als eine Art des Höhepunktes gab. Sie hatte mich mit dem vertraut gemacht, was die Frauenzeitschriften als »multiplen Orgasmus« bezeichneten. Doch wir wussten, jetzt, nach fast zwei Jahren, dass wir bei unserer Entdeckungsreise nun allmählich an den Punkt kamen, an dem wir das Ganze nicht mehr nur zwischen uns beiden auszumachen hätten.

»Stell dir vor, das würde jetzt ein anderer Mann tun«, sagte er eines Abends zu mir, als sein Kopf gerade zwischen meinen

Beinen verschwand und ich ihn gebeten hatte, die Hand dazu zu nehmen. Es hatte sich eingebürgert, dass er mich nach dem Sex noch einmal mit der Zunge befriedigte. »Stell dir vor, es wäre die Hand von jemandem anderen«, sagte er.

Ich konnte es mir vorstellen, besser als bei früheren Gelegenheiten, bei denen er etwas Ähnliches gesagt hatte.

Ich konnte unser Interesse an ausgerechnet dieser Spielform der Sexualität nicht richtig einordnen, doch es schien menschlich zu sein, sonst gäbe es nicht so viele Paare, die es auch hatten, und so viele Swingerklubs und einschlägige Privatpartys. Außerdem hatte ich gelernt, mich auch auf Dinge einzulassen, die ich nicht richtig einordnen konnte. Das fiel wohl in die Kategorie »Den Kopf ausschalten«. Solange ich mich dabei sicher fühlte, war es in Ordnung für mich, und solange ich alles mit Bernhard teilte, fühlte ich mich sicher.

Bernhard

Grundsätzlich sah ich mich als unseren sexuellen Motor. Magda empfand ich eher als Beifahrerin. Sie fuhr mit mir jede neue Straße, die sich auftat. Eigentlich nicht jede. Und die meisten auch nicht gleich. Aber wenn sie einmal so weit war, war sie mitunter sogar die Mutigere.

Ich hatte inzwischen alles über die Swingerklubs in Wien recherchiert. Mir Zeit genommen. Verglichen. Fotos angesehen. Chats nachgelesen. An einem kalten Tag Anfang April in Wien bekamen wir dann Lust darauf. Auf unseren nächsten Versuch mit einem Swingerklub.

Am Abend saßen wir mit gemischten Gefühlen im Taxi. Wir erinnerten uns an die Enttäuschung von Teneriffa. Doch diesmal waren wir erfahrener. Sozusagen. Wenn es uns nicht gefiel, würden wir gehen. Etwas Schlimmeres konnte nicht passieren. Etwas Besseres jederzeit. Für den Fall der Fälle hatten wir sogar Kondome gekauft. Und geübt, sie anzulegen. Darin hatten wir keine Praxis gehabt. Wir hatten noch nie welche benutzt.

Auf den ersten Blick bestand nicht viel Unterschied zwischen dem Wiener Klub und dem in Teneriffa. Nur der Eintrittspreis war höher. 90 Euro samt Getränken. Der Preis für Paare. Egal. Wir warfen ja sonst unser Geld nicht zum Fenster hinaus. Da konnten wir uns schon so etwas gönnen.

Wir bekamen einen Schlüssel für die Garderobe. Gingen uns umziehen. Magda hatte sich für einen schwarzen BH und ein schwarzes Höschen entschieden. Das durchsichtige Negligé war für sie in Spanien passend gewesen. In Wien war sie vorsichtiger.

Ich trug meinen Slip. Im Internet hatte ich noch einmal den Dresscode für Swingerklubs nachgelesen. Auf Teneriffa ging das, aber hier in Wien war Handtuch nicht sonderlich erwünscht. Wir setzten uns an die Theke. Bestellten unsere Gin Tonics. Alles wie gehabt. Ein bisschen aufgeregt waren wir schon, aber nicht mehr so wie beim ersten Mal. Es fiel uns leicht, die routinierten Swinger zu spielen. Wir sahen uns um. Es war einiges los. Ein Dutzend Paare vielleicht. »Die Musik ist nicht schlecht«, sagte ich.

»Ein bisschen laut vielleicht«, sagte Magda.

»Aber kein Bumm-Bumm.«

»Nein, kein Bumm-Bumm.«

Dafür war das Stöhnen von den Pornos lauter zu hören. Doch auch hier sah keiner hin.

Der Betrieb wurde reger. Laufend kamen neue Paare herein. Männer mit Bart. Männer mit Glatze. Männer mit Bart und Glatze. »Schau dir den an«, sagte ich.

Magda wusste, wen ich meinte. Ein Typ mit Glatze und einem dünnen Zöpfchen am Hinterkopf. Als würde ihm eine Schlange den Rücken hinunterkriechen. Es gab einen zweiten Mann mit dem gleichen Stil. »Über Geschmack lässt sich nicht streiten, heißt es. Was für ein Irrtum«, sagte ich.

»Besser, du streitest nicht mit denen«, sagte Magda. »Sieh dir diese Schränke an.«

Magda legte mir eine Hand auf die Schultern. »Die dort sehen nett aus«, sagte sie. Sie deutete mit dem Kinn zur Tür.

Die zwei, die sie meinte, waren mir auf Anhieb sympathisch. Deutlich jünger als wir. Schlank. Blond. Sie in schlichter, schwarzer Unterwäsche. Er im Bademantel. Mit ihnen konnte ich mir einiges vorstellen.

Wir beobachteten sie, während sie sich ebenfalls an die Theke setzten. Zwei Hocker neben uns. Auch aus der Nähe sahen sie passabel aus. Allerdings waren sie jetzt nicht mehr ganz so jung.

Obwohl ich das so genau nicht überprüfen wollte. Man starrt nicht. Schon gar nicht im Swingerklub.

Ich beobachtete sie im Spiegel, der uns gegenüber an der Wand hing. Möglichst unauffällig. Unsere Blicke trafen sich dort. Weil die anderen auch beobachteten. Man lächelte sich an. Ich ein bisschen verlegen. Die anderen beiden ganz locker. Sie waren offenbar öfter hier.

Prompt bestellte er »das Übliche«.

Der Barkeeper nickte.

»Stammgäste«, raunte Magda.

»Für uns auch noch zwei«, sagte ich, als der Barmann die Drinks für die beiden brachte. Ich deutete auf unsere leeren Gläser.

»Entschuldigung«, sagte Magda.

Ich wandte mich zu ihr um. »Hättest du etwas anderes …?« Der Rest des Satzes blieb mir im Hals stecken. Magda hatte nicht mit mir gesprochen. Sie war ihren Nachbarn zugewandt.

»… entschuldigen Sie, könnten Sie mir bitte die Uhrzeit sagen?« Sie machte eine Geste auf ihr Handgelenk und an sich herunter. Sie sehen ja, sollte das heißen, ich habe keine Uhr an mir.

»Es ist kurz vor zehn«, sagte der Mann. Er sprach über seine Frau hinweg. Mit tiefer Stimme. Sehr angenehm. Stimme war wichtig für Magda.

»Danke«, sagte sie. Zuckte mit den Schultern. »Eigentlich ist es ja egal, wie spät es ist. Man ist es nur so gewohnt, es zu wissen.«

Meine Frau redete Fremde im Swingerklub an. Na so was, dachte ich.

»Ja«, mischte sich jetzt die Frau ein. »Orientieren ist manchmal ganz wichtig.« Kleine Pause. »Sie waren noch nicht oft hier?«

»Noch nie«, sagte Magda. »Sie?«

»Wir kommen regelmäßig«, sagte der Mann. Er lächelte. »Und

wenn es um Orientierung geht, da kann ich Ihnen gleich einen Tipp geben. Man ist hier per Du. Jeder mit jedem. In jeder Beziehung, in jeder Lebenslage.« Er lächelte wieder. Streckte Magda die Hand hin. Hinter dem Rücken seiner Frau. »Ich heiße Bert.«

»Elli«, sagte Berts Frau.

Es folgte Geplänkel. Es sei noch nicht viel los heute. Für einen Freitag. Sonst ein Tag mit viel Verkehr. Na ja. Es sei aber ohnehin gemütlicher so. Mit weniger Gästen. Nur die Auswahl. Die wäre eben nicht so üppig. Wobei. Heute sei man sich noch gar nicht so sicher, wonach einem wäre. Ja, das könne man gut verstehen. Man schaue auch erst einmal. Man könne ja immer noch. Später. Zum Wohl. Ja. Schön, dass man sich kennengelernt habe. Man sehe sich sicher noch. Man könne später ja eine kleine Führung machen. Wenn es gewünscht sei. Überhaupt kein Problem. Ob man noch einen Gin Tonic trinke? Gemeinsam. »Sehr gerne«, hörte ich Magda sagen.

Wir brauchten den Barkeeper nicht zu rufen. Er hatte verstanden. Nickte von Weitem.

Schatz, das ist jetzt der dritte, wollte ich sie gerade erinnern. Im Flüsterton. Regelmäßig tranken wir nur dieses kleine Gläschen Wein am Tag, das wir uns auch noch teilten. Ansonsten tranken wir eher der Etikette wegen oder um uns an etwas festzuhalten. Wie heute. Entsprechend ungeeichte Trinker waren wir. Doch es war riskant. Ich wollte Magda nicht blamieren. Zweitens war Magda heute blendend aufgelegt. Ich berührte ihr Knie ein wenig mit meinem und nickte in Richtung ihres Glases. »Was denn, Bernhard?«, fragte sie laut und deutlich und sah zuerst mich und dann ihr Glas an.

Es war wohl die Anspannung. Magda, die ihr bisheriges Leben lang kaum das Wort »Penis« hervorgebracht hatte und mit einem sexuellen Fundus ausgekommen war, mit dem sie in jeder Bibelrunde zu den Artigsten gehört hätte, hatte gerade in einem Swingerklub ein anderes Paar mehr oder weniger angemacht. Sie befand sich auf Neuland, definitiv, sie kannte die Gepflogenheiten dort nicht und war dementsprechend schreckhaft. Deshalb hatte sie mich irrtümlich auffliegen lassen.

Jetzt sah zwar ich wie der aus der Bibelrunde aus, was bestimmt nicht besonders sexy war, aber ich verzieh ihr. Die Unterhaltung verlor indes etwas an Tempo. Eben noch waren die beiden einen Hocker näher gerückt, um mit uns anzustoßen, jetzt blieb Berts Blick an dem Porno hängen, der über unseren Köpfen lief, während nur noch Magda und Elli plauderten.

Elli erzählte Magda alles Mögliche über Swingerklubs. Welche die besten waren in Wien. Dass dieser hier obere Liga war. Dass es welche mit jüngerem Publikum gab. Ja, das sei schon aus ästhetischen Gründen wichtig. Da waren sich die beiden Damen einig. Wo man eher nicht hingehen solle. Leider, auch so etwas gebe es. Wo man sogar gut essen könne. Ja, manche haben ein gutes Buffet. Was von Motto-Veranstaltungen zu halten sei. Viel, besonders die Masken-Nächte, seien zwar etwas teurer, aber empfehlenswert. Dass es angenehm sei. Die Natürlichkeit des Umgangs miteinander. Dass niemand viel über den eigentlichen Sinn eines Swingerklubs rede. Dass man plaudern könne, einfach so. Dass dabei alles möglich sei, mit Menschen, die einem sympathisch seien. Dass es auf diese Geisteshaltung ankomme. Auf die Natürlichkeit.

Magda hörte aufmerksam zu. Und wagte sich etwas weiter vor. Wie sich denn die Paare mischten? Nach Sympathie, nach Chemie, nach Vorliebe. Wie im anderen Leben, nur schneller, weil die Spielregeln anders seien. Anders und vielleicht natürlicher. Es stehe sicher nicht in den menschlichen Genen geschrieben, dass zwei erst ein paar Mal miteinander ausgehen, schließlich ein Gelübde ablegen und sich einen Ehering überstreifen müssen, ehe sie sich näherkommen könnten. Obwohl das ja ohnedies keiner mehr tue, was dann andererseits auch wieder schade sei.

»Was müssen ältere Semester im Swingerklub berücksichtigen?«, fragte Magda.

»Dass sie Viagra dabei haben«, sagte Elli.

Die Frage, die sich Magda nicht zu stellen traute, und um die sie doch herumkreiste, beantwortete Elli nicht. Ob ältere Semester überhaupt eine Chance auf knackige Gesellschaft hatten. Oder ob es so etwas wie eine unausgesprochene Altersgrenze gab. Doch es lag jetzt in der Luft, das Thema. Vielleicht stimmte es, dass man immer selbst die Situationen schuf, vor denen man Angst hatte. Die Macht unseres Unterbewusstseins. Bert und Elli verzogen sich unversehens nach hinten. Man sehe sich.

Wir trauerten ihnen nicht gerade nach. Sie lagen auch nicht mehr in der besseren Hälfte zwischen Jung und Alt. Die Chemie zwischen uns hatte uns nicht die Sinne geraubt. Doch wenn sie sich noch an den gerade eben erst gemachten Vorschlag einer kleinen Führung erinnert hätten, hätte sich das besser angefühlt, selbst wenn wir keine Lust darauf gehabt hätten.

»Lass uns nicht über unser Alter nachdenken, wenn wir in einem Swingerklub sind«, sagte ich. »Lass uns so tun wie immer. Als gebe es so etwas wie Alter nicht. Wenn andere damit ein Problem haben, ist es ihres, nicht unseres. Wenn wir hier nicht erwünscht wären, warum hätten sie uns dann hereinlassen sollen? Hast du dir das schon einmal überlegt?«

»Weil wir nicht ganz so alt aussehen, wie wir sind. Angezogen«, sagte Magda.

»Siehst du nicht, wie dich manche Männer anstarren?«, fragte ich.

»Nein.«

»Dann sieh dich um.«

Sie drehte sich auf ihrem Hocker herum.

»Unauffällig«, sagte ich. Ich drehte sie wieder zu mir. »Sieh einfach in den Spiegel.«

Sie beobachtete das Geschehen hinter uns.

»Kein Mensch sieht mich an.«

Wir hatten einmal über Männer gesprochen, die eine sexuelle Vorliebe für ältere Frauen hatten. Es gab sogar einen Fachbegriff dafür. Gerontophilie. Junge Männer, die auf Frauen standen, die fünf Jahrzehnte älter als sie waren. Ich hatte einmal eine Doku über Frauen in den Wiener Gemeindebauten gesehen, die sich einigermaßen erfolgreich für Geld verkauften, obwohl sie jenseits der 70 waren, und über Prostituierte dieses Alters, die in einem Stundenhotel am Wiener Gürtel zu finden waren.

Wir konnten nicht viel anfangen mit sexuellen Perversionen, mit Fetischen. Wenn etwas allen Beteiligten Spaß machte, dann hatten wir andererseits nichts dagegen einzuwenden. Mit gerontophilen jungen Männern hätten wir deshalb keine Berührungsängste gehabt. Dennoch erwartete ich, dass Magda sagen würde: »Die sind bestimmt gerontophil.« Jetzt sagte ich zu ihr: »Niemand starrt dich an? Der dort hinten rechts mit dem Vollbart. Und der am zweiten Tisch. Schwarzhaarig, mit Brille. Was ist mit denen?«

»Und?«, sagte sie stattdessen. »Die schauen. Aber das heißt noch lange nichts. Die denken sich vielleicht: seltsam, die Frau. Warum traut die sich hier herein?«

Ich gab auf. Wir waren gekommen, um Spaß zu haben. Liebe zu machen. Miteinander. Vor Publikum. Womöglich mit anderen.

Die womöglich besser zu unseren Fantasien passten als Bert und Elli. Doch das würde heute nichts mehr werden. Dachte ich. Auch egal. Wir waren gekommen als Menschen, die nur etwas zu gewinnen hatten, nichts zu verlieren. Wir waren glücklich und loteten die Grenzen unseres Glücks nach oben aus. Dabei gab es kein Potenzial für Enttäuschungen. Ich kannte Magda auch schon in Stimmungen wie dieser. Die Zeiten, in denen ich Probleme damit haben konnte, waren längst vorbei. Ich liebte sie so, wie sie war, dafür, wie sie war. Wir konnten auch gehen. Ja, wir gingen wohl besser.

»Lass uns nach hinten gehen«, sagte Magda.

Ich liebte sie auch dafür. Für diese Momente. Die Überraschungsmomente. »Wie du willst«, sagte ich.

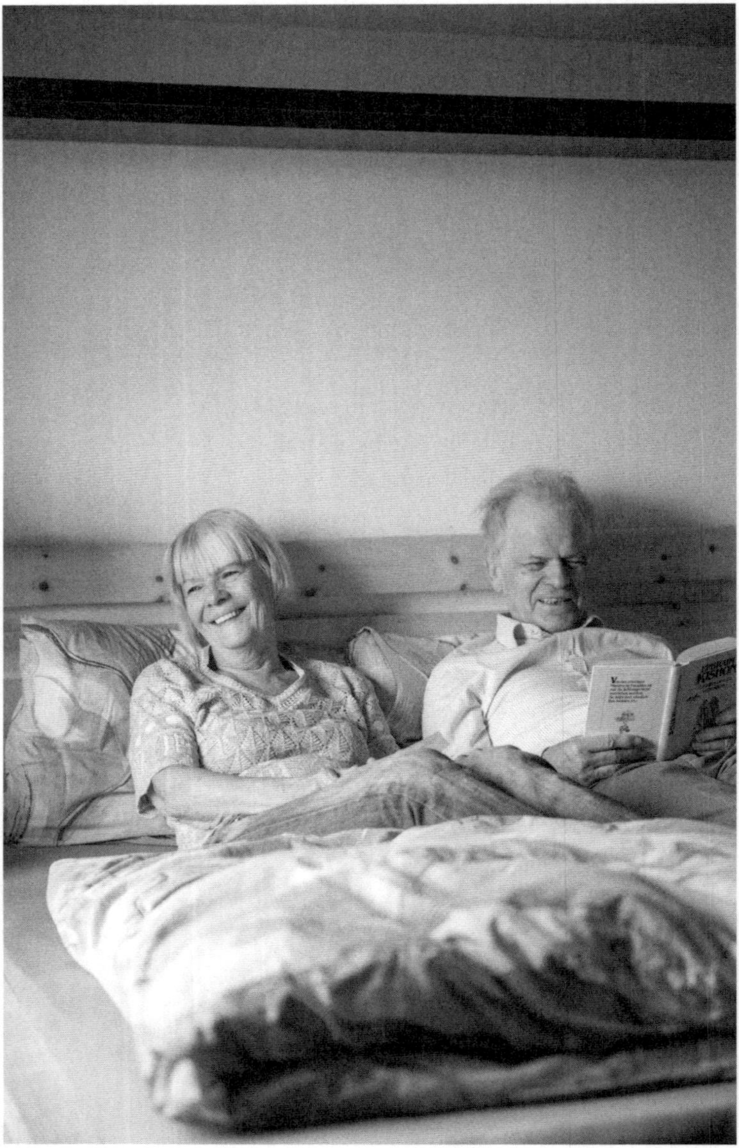

Nirgends drängte sich Sinnlichkeit auf. Die Räume waren so wie das Verhältnis zwischen den Gästen. Irgendwie ganz normal, mit offenen Möglichkeiten. Räume, die aufgrund ihrer Bauart als bessere Kojen mit großen Betten und Sehschlitzen den Sex mit Fremden vor Publikum ermöglichten, auf eine selbstverständliche Weise. Gepflegt und zweckmäßig, so ging es hier zu. Ich fand meine Rolle in dem ganzen Spiel nicht gleich, dazu hätte ich noch mehr über den Status der Alten hier wissen müssen, doch das Ambiente nahm trotzdem den Druck von mir, bestehen zu müssen.

In einem der Séparées ließen wir uns auf dem Bett nieder. Eher weil wir alles gesehen hatten und erst mal sitzen wollten als aus anderen Gründen. Auch weil ich ein bisschen mehr getrunken hatte als üblich.

Auf dem Bett sahen wir einander an. Da war sie. Die Lust. Wir küssten uns. Wir liebten uns. Ohne spektakuläre Posen. So wie wir es daheim getan hätten. Vielleicht noch ein bisschen vorsichtiger.

Ich war weder nervös noch scheu. Trotzdem war es anders. Bernhard und ich, das war die Kraft des Vertrauten. Diese Umgebung, die Möglichkeit eines Publikums, nach dem ich mich in keiner Sekunde umsah, das war der Reiz des Neuen.

Danach schielte ich zu dem Rahmen, in dem es keine Tür gab, und zu den Sehschlitzen. Ich hatte das Gefühl gehabt, dass da ein Publikum gewesen sein könnte. Ich konnte keines sehen.

Wir überlegten, uns noch einmal an die Theke zu setzen. Dann merkten wir, dass der Abend für uns vorbei war. Wir hatten etwas erlebt. Wir hatten Fortschritte gemacht. Wir hatten das Terrain sondiert. Wir hatten damit umzugehen angefangen. Bernhard sprach wieder einmal aus, was ich dachte. »Lassen wir es gut sein für heute. Wir haben keine Eile. Nichts läuft uns davon.«

Am nächsten Tag fühlte sich der Abend für mich sogar wie ein Erfolg an. Im Vergleich zu unserem Besuch in dem kanarischen Swingerklub hatte ich diesmal meine Hemmungen überwunden. Ich hatte ein Paar angesprochen, wir hatten Sex gehabt, den ich aufregend gefunden hatte, und ich hatte mit Bernhard ein Abenteuer erlebt, so eins, das ein paar Tage lang stärker verbindet.

»Denkst du daran, dass morgen die Bergers kommen?«, fragte mich Bernhard beim Mittagessen.

Ich hatte es völlig vergessen, ließ mir aber nichts anmerken. Ich nickte. »Ich dachte, ich mache Fisch«, sagte ich.

Fisch, das ging am schnellsten und machte trotzdem etwas her. Einen kleinen Salat dazu, Tomaten mit Mozzarella als Vorspeise, Vanillecreme mit heißen Himbeeren danach. Für Eis war es noch zu kalt draußen.

Ein Abendessen mit den Bergers passte eigentlich so gar nicht zu meiner Stimmung, aber mit den Vorbereitungen würde sich das vielleicht legen. Schließlich mochten wir die Bergers, und dass sie inzwischen auch Teil eines meiner erotischen Träume gewesen waren, als Gäste bei einer Schlüsselparty, das war zu fern der Wirklichkeit, um mich zu irritieren. Dazu kam, dass die beiden eine gute Unterbrechung unserer Zweisamkeit waren. Bei dem Leben, das wir jetzt führten, liefen wir Gefahr, etwas schrullig zu werden. »Na und?«, sagte Bernhard immer, wenn wir darauf zu sprechen kamen. »Was wäre so schlimm dran? Schrullig mit dem besten Sex aller Zeiten. Oder nicht schrullig mit Sex, der bloß noch im Langzeitgedächtnis existiert. Wenn du wählen müsstest: Was würdest du nehmen?«

Eine Stunde, bevor die Bergers eintrafen, schlich sich Bernhard zu mir in die Küche. Ich spürte seinen Atem in meinem Nacken, seine Hände wanderten unter meine Schürze. »Denk nicht einmal dran«, sagte ich.

»Denken wird man ja noch dürfen.«

»Aber nicht mit den Händen.«

»Ich kann aber mit den Händen besonders gut denken.«

»Ich weiß. Aber nicht jetzt.«

»Du weißt gar nicht, was ich vorhabe.«

Ich seufzte. »Ich weiß so genau, was du vorhast, dass es mir manchmal unheimlich ist.«

Er ließ von mir ab. »Gut«, sagte er, »was hab ich vor?«

»Du willst, dass wir die Bergers fragen, ob sie mit uns Partner tauschen wollen.«

»Hexe«, sagte er und wollte eine Scheibe Mozzarella stehlen. Ich klopfte ihm auf die Finger.

»Geh und deck den Tisch«, sagte ich.

»Ja, Mama.«

»Entschuldige«, sagte ich. »Bitte, geliebter Bernhard, würdest du so freundlich sein, den Tisch zu decken und dich gegenüber den Bergers mit zweideutigen Angeboten zurückzuhalten?«

In dem Moment läutete es.

Es wurde ein heiterer Abend. Ich war erleichtert darüber, dass unsere Konversationskunst nicht so eingerostet war, wie ich es befürchtet hatte. Wir hatten uns lange nicht gesehen und brachten uns gegenseitig auf den aktuellen Stand. In dieser Hinsicht redeten vorwiegend die Bergers, wir konnten dazu wenig beitragen, was zu einem gepflegten Tischgespräch gepasst hätte. Randolf arbeitete noch, in einem ziemlich gut bezahlten Job, doch auch zwischen den Bergers war sein Ruhestand ein Thema geworden.

Nach einer Weile mussten wir nicht einmal mehr aufpassen, irrtümlich etwas Unanständiges zu sagen. Etwas in den Ohren der Bergers Unanständiges. Wir landeten bei alten Erinnerungen. Offenbar musste aber doch etwas Sinnliches in der Luft liegen. Könnt ihr euch noch erinnern dies …, könnt ihr euch noch erinnern das …? Wisst ihr noch, wie …, wisst ihr noch wo …? So ging es zuerst. Und plötzlich: Habt ihr eine Ahnung, wo der Sex geblieben ist? Randolf sah uns mit der gleichen Frage im Blick an wie seine Frau Nora, die den Satz ausgesprochen hatte.

Bernhard und ich starrten stumm über den Tisch, Gott sei Dank so überrascht, dass wir nicht einmal grinsen konnten. Die Bergers nahmen es als Betroffenheit. Als hätten sie uns ertappt. Als hätten sie uns erst darauf aufmerksam machen müssen, dass es so etwas wie ein Liebesleben überhaupt einmal gegeben hatte, in der goldenen Zeit unserer Beziehungen, die lange Geschichte war.

Ich hörte Bernhard laut Luft holen, auf diese Art, als würde er gleich eine Rede halten. Dazu hätten wir tatsächlich etwas zu sagen gehabt. Doch was hätte es gebracht? Manchmal, wenn wir glücklich waren, drängte es uns, andere an unserem Glück teilhaben zu lassen. Doch wir wussten, dass uns diese anderen nur verurteilen würden, wenn sie für ihr eigenes Glück noch nicht bereit waren. Und wir waren uns unserer Sache noch nicht sicher genug, um dann milde, aber bestimmt, wie es sich gehört hätte, dagegenzuhalten. Deshalb ging ich sicherheitshalber dazwischen. »Noch jemand Kaffee?«, fragte ich. »Kuchen? Es gibt noch Ribiselkuchen mit Ribiseln aus dem Garten, die wir vergangenen Sommer eingefroren haben.«

Die Bergers interpretierten meine Gründe, vom Thema abzulenken, zweifellos falsch. Sie ließen sich auch nicht davon ablenken. »Habt ihr euch das nie überlegt?«, fragte Randolf. »Wir reden manchmal drüber.«

»Wir reden auch manchmal darüber«, sagte Bernhard.

Ich war sicher, dass Bernhard mich verstanden hatte. Er hatte sich an das Versprechen, das er mir eben in der Küche gegeben hatte, erinnert und war konsequent. Ich war ihm dankbar dafür, während ich mich an der Vitrine zu schaffen machte, in der wir das Kaffeeservice aufbewahrten, und die Tassen austeilte. Obwohl wir die Bergers nicht ständig sahen, waren sie Teil unseres Lebens. Ein guter Teil. Ich wollte nicht riskieren, sie zu verlieren, und ich war eben nicht sicher, was passieren würde, wenn Bernhard seinen ursprünglichen Plan wahr machte.

Sie waren es zwar gewesen, die das Thema aufgebracht hatten, doch es gab diese moderne Offenheit, die sehr oberflächlich war, und die eigentlich nichts bedeutete. Alle redeten jetzt über alles, aber wenn wir sie wirklich mit Sex konfrontiert hätten, wären sie vielleicht ernsthaft verstört gewesen.

»Ja, wir reden auch manchmal darüber.«

Mehr sagte Bernhard nicht, und die Bergers nahmen auch das als Eingeständnis unserer ebenfalls entschlafenen Libido. Doch was hätte Bernhard sonst sagen können?

Dass wir sogar oft über Sex redeten, beim Frühstück zum Beispiel, nachdem er mir nach dem Aufwachen zu einem multiplen Orgasmus verholfen hatte, um mich hinterher noch einmal mit der Zunge zu befriedigen?

Oder sollte er unsere schwierigeren sexuellen Themen ansprechen? Dass wir bei unserem letzten Besuch in einem Swingerklub gefühlt bei einem anderen Paar abgeblitzt waren, mit dem wir in Wirklichkeit ohnedies nichts hätten anfangen wollen?

Oder hätte er ihnen unsere sexuellen Träume enthüllen sollen, an deren Verwirklichung wir arbeiteten? Dass wir ein möglichst junges knackiges Paar ins Bett zu kriegen versuchten, das gerne auch ein bisschen besonders hinsichtlich seiner Vorlieben für ältere Menschen sein durfte, weil ja alles in Ordnung ist, was Spaß macht?

Nein, dachte ich, das alles hätte sie wohl wirklich nur verstört. Was sie suchten, war das Gemeinschaftsgefühl. Wir alten Paare, bei denen im Bett nichts mehr läuft. Sie wollten das Problem teilen und es damit handlicher machen, sie wollten es nicht lösen.

»Dabei hatten wir früher unfassbar guten Sex«, sagte Randolf.

Noras Gesichtsausdruck wurde weicher. Es schien, als schwelgte sie in Erinnerungen. »Wie kommt es eigentlich dazu, dass einem diese Dinge so sehr entgleiten?«, fragte sie.

»Man vernachlässigt sie«, sagte Randolf. »Dann entgleiten sie einem.«

»Vielleicht glauben wir das nur«, sagte Nora. »Vielleicht machen das alles die Hormone mit uns. Die Hormone machen zuerst, dass wir sie vernachlässigen, und dann, dass sie uns entgleiten. Wenn wir älter werden, verändern sie sich, und dann ist Sex eben nur noch eine Erinnerung.«

»Da machst du es dir vielleicht etwas zu einfach«, sagte Bernhard.

Ich warf ihm einen warnenden Blick zu.

»Ich meine, schaut euch doch einmal um«, sagte Randolf. »Allein in unserem Bekanntenkreis. Sieht da irgendein Paar so aus, als hätte es noch wilden Sex? 30, 40, 50 Jahre nach der Hochzeit?«

»Wie sieht man denn aus, wenn man wilden Sex hat?«, fragte ich.

Diesmal warf Bernhard mir einen Blick zu.

»Irgendwie ... anders«, sagte Nora. »Jünger, frischer, besser aufgelegt, stelle ich mir vor.« Sie lachte. »Ungefähr so wie ihr, wenn ihr aus Teneriffa kommt. Es müsste Mittel und Wege geben, das alles wieder aufleben zu lassen.«

»Gibt es ja«, sagte Randolf. »Krise, Porsche, Affäre.«

»Pornos«, sagte Nora.

»Swingerklubs«, sagte Bernhard.

Diesmal merkten die Bergers, dass ich Bernhard ansah. Doch sie nahmen es offenbar als ein: *Wie kannst du nur?*

»Wir haben sogar einmal über Swingerklubs geredet«, sagte Nora und hob abwehrend die Hand: »Nein, danke, keinen Zucker.«

»Stimmt«, sagte Randolf, »vergangenes Jahr war da so eine Reportage im Fernsehen ...«

»... über eine Razzia«, sagte Nora, »in einem Swingerklub. Randolf hat schon geschlafen, aber ich bin irgendwie hineingekippt.«

»Und?«, fragte Bernhard.

»Nora hat mir am nächsten Tag alles erzählt«, sagte Randolf.

»Und?«, fragte ich.

»Was und? Ich hatte am nächsten Tag die Kontrollore der holländischen Zentrale im Haus und viel um die Ohren«, sagte Randolf. »Ich denke, mit Fernsehen lässt sich das Problem nicht lösen.« Er lachte, als hätte er einen Witz gemacht.

»Ja, mit Fernsehen wohl kaum«, sagte ich.

»In unserem Alter«, sagte Nora, hob die Hand und zupfte an der schlaffen Unterseite ihres Oberarmes. »Hier und hier und hier.« Sie deutete auf ihre Hüfte, ihren Hintern und ihren Hals. »Alles nicht mehr wie neu. Also, ich fände das unappetitlich. Ich glaube kaum, dass sich in einem Swingerklub jemand fände, der meine Libido wieder aus dem Dornröschenschlaf holen würde. Wahrscheinlich würde ich auch niemanden finden, dem ich das gestatten würde. Es ist ja wohl kaum so, dass dort eine

Riege verführerischer junger Männer bereitsteht, aus der ich nur wählen müsste.«

Interessant, dachte ich. Nora war wirklich kein Beweis dafür, dass die Zeit spurlos an einem Menschen vorübergehen konnte. Sie war immer vollschlank gewesen, doch bereits seit einigen Jahren war dieses Wort schon eine Beschönigung. Gegen sie war ich Aphrodite, und Bernhard Adonis gegen den vom Stress des höheren Managements angenagten Randolf. Randolf hatte sich ein Schutzschild angefressen, mit dem er vermutlich sämtliche holländischen Kontrollore locker abwehren konnte. Die Bergers sahen wirklich ganz anders aus als in meinem erotischen Traum, in den sie wohl durch das Gefühl unserer wechselseitiger Vertrautheit geraten waren.

Dennoch hatte diese üppige Nora jetzt eher Sorge, dass ihr niemand gefallen könnte als umgekehrt. Wir waren also nicht die einzigen Arroganten unter den älteren Semestern.

»Etwas anderes, meine Lieben«, sagte Nora. »Gehen wir nächste Woche ins Kabarett?«

»Kabarett muss für uns nicht sein«, sagte Bernhard.

»Wir waren schon lange in keinem Konzert mehr«, sagte ich.

Randolf tippte schon an seinem Handy herum. »Das Brandenburgische Konzert von Bach«, sagte er. »Was haltet ihr davon?«

Bernhard

»Na, was sagst du?«

Wir machten gemeinsam die Küche sauber.

»Ich dachte, ich sterbe, als Nora mit der Reportage anfing«, sagte Magda.

Dieselbe Ausgangslage, dachte ich, aber eine ganz andere Wirkung. Bei den einen fing das Leben neu an. Bei den anderen hörte das alte nicht auf. »Wir hatten scheinbar Glück«, sagte ich.

Auf Magda hatte der Abend mit den Bergers einen erstaunlichen Effekt. Er stärkte ihr Selbstbewusstsein. Sie hatte Nora etwas voraus. Sie hatte damals die Chance genutzt, Nora nicht. Die Bergers hingen dort fest, wo wir auch gewesen waren, während wir uns stetig weiterentwickelten.

Kurz nach diesem Abend setzten wir uns nebeneinander an den Computer und gingen wieder einmal auf Paarsuche. Diesmal diente es nicht der Anregung unserer erotischen Fantasie. Diesmal drängte uns eher der Wunsch, weiter auf unserem Weg zu gehen, um nicht wieder so wie früher zu werden.

Wir riefen die einschlägigen Kontaktbörsen auf. Ich kannte schon einige davon. Große Verlockungen hatten sie bisher nicht zu bieten gehabt. Doch die Perspektive der Ernsthaftigkeit ließ uns manches vielleicht anders einschätzen.

Beim Durchscrollen blieb ich bei dem Foto von zwei einigermaßen schlanken Mitdreißigern hängen. Die beiden wirkten eher sportiv als lasziv, aber ich fand sie in Ordnung. Doch Magda winkte mich weiter.

»Und die?«

Sie schüttelte den Kopf.

»Was wäre mit denen?«

Nichts.
So ging es weiter.
Zu dick.
Zu knochig.
Zu alt.
Zu jung.
Zu dunkel.
Zu rothaarig.
Zu brünett.
Zu blond.
Auch das gab es.
Zu derb.
Zu schmächtig.
Zu muskulös.
Zu schwabbelig.
Zu kurze Beine.
Zu lange Arme.
Zu stechender Blick.
Zu wenige Haare.
Zu viele Haare.
Zu braun.
Zu blass.
Zu viel Busen.
Zu wenig Busen.
Zu viele Falten.
Zu sehr geliftet.
Magda fand viele Gründe für ein Nein.
Zu pausbäckig.
Zu schmallippig.
Zu viel Schminke.

Zu durchsichtige Haut

Zu viele Sommersprossen.

Jetzt reicht es mir langsam, dachte ich.

Zu vorstehende Zähne.

Zu wenig Taille.

Zu starke Schenkel.

Zu breite Fesseln.

Zu große Ohren.

»Die da«, sagte Magda.

Ich reagierte zuerst nicht. Hatte das Foto schon weitergeklickt.

»Die waren gut«, sagte sie. »Zurück, zurück, zurück. Die da.« Sie betrachtete das Paar auf dem Bild. »Gefallen dir die?«

Was sollte ich sagen? Es war nicht das perfekte Paar. Sahen für mich nicht gerade so aus, als wären sie meiner Fantasie entsprungen. Aber sie entsprachen unseren Vorlieben. Sie zierlich. Er etwas muskulöser als ich. Hell. Und sympathisch.

Magda betrachtete sie mit schiefgelegtem Kopf. »Die haben etwas«, sagte sie, »die haben etwas … Vertrautes.«

»Dann schreibe ich ihnen«, sagte ich.

Ich sah Magda an. Kommentarlos stand sie auf. Ging in die Küche. Sie tat, als wäre die Sache geklärt. Wenige Minuten später hatte ich eine Mail mit der Telefonnummer des Paares. Ich wollte die Stimmen hören. Als letzte Entscheidungshilfe. Der Mann hob ab. Eine eher junge Stimme. Das Gespräch war kurz. Magda lauschte von der Küche aus. Das sah ich nicht. Das wusste ich.

»Hallo, ihr habt uns gerade eure Telefonnummer … ja, genau … aus dem Internet … hallo Kurt, ich heiße Bernhard … na ja … wir dachten … meine Frau und ich … Magda, sie heißt Magda … Raphaela … alles klar … wie gesagt, wir dachten … ihr habt ja die E-Mail gelesen … ein Treffen … genau … okay …«

Ich hatte ihnen geschrieben, wir seien 62. Das hielt ich für vertretbar. Nun ging auf einmal alles so schnell. Ich warf einen Blick zur Küche. Magda lehnte jetzt im Türstock. Sie bewegte sich nicht.

»... ja, gern, also bei uns ... genau ... zehnter Bezirk ... Stadtrand ... Am besten im Auto.«

Datum. Uhrzeit.

Wiedersehen, wir freuen uns.

Keine Details. Keine Fragen. Keine Bedingungen. Ein Treffen. Mehr nicht.

Ich legte auf. Magda lehnte immer noch im Türstock.

Sie sah einen Moment lang durch mich hindurch. Dann stieß sie sich mit der Schulter vom Türpfosten ab. Hatten wir einfach nur so lange mit dem Gedanken gespielt, bis er Wirklichkeit wurde, obwohl wir das so gar nicht gewollt hatten? Andererseits: Was sollte passieren? Was, das wir nicht wollten?

Eine Woche lang sprachen Magda und ich kein Wort über das bevorstehende Treffen. Wir ließen es auf uns zukommen, als wäre es nichts. Magda fragte mich nicht wegen notwendiger Vorbereitungen und der Planung für den Abend, wie sie es bei anderen Einladungen tat. Als der Tag kam, war sie auch nicht nervös. Als hätte sie einen Plan. Als hätte sie sich alles im Kopf zurechtgelegt und konzentriere sich darauf, alles genau so zu machen. »Macht man eigentlich Essen?«, fragte sie nur.

»Keine Ahnung«, sagte ich. »Was meinst du?«

Sonst waren wir immer perfekt vorbereitet. Diesmal nicht. Es war seltsam. Aber es stimmte auch. Es konnte nichts schiefgehen. Wie schon bisher immer. Wir konnten nur gewinnen. Das war das Schöne an der Sache. Wir konnten nicht verlieren.

Magda öffnete die Kühlschranktür, als ich einmal in der Küche war. »Ich habe ein paar kalte Sachen«, sagte sie. »Beef Tartar.

Dazu getoastetes Brot.« Sie zeigte auf die Packung mit dem Brot. »Meinst du, das passt?«

»Ich glaube nicht, dass die Erwartungen sehr hoch sind. In keiner Hinsicht«, sagte ich. »Du weißt doch, wie es in den Swingerklubs zugegangen ist. Ziemlich entspannt. Die beiden machen das sicher nicht wie wir zum ersten Mal.«

»Ich habe Sekt eingekühlt«, sagte Magda. »Sekt passt doch wohl zu Menschen aus der Swingerszene.«

Ich hatte das Gefühl, dass sich Magda wieder in eine dieser Stimmungen einspinnen könnte. »Nur weil Kurt und Raphaela das schon öfter gemacht haben, gehören sie keiner Szene an«, sagte ich. »Wir waren auch schon öfter in einem Konzert und gehören deshalb keiner Szene an.«

Als die beiden an der Tür läuteten, wusste ich, welchen Plan Magda die ganze Zeit gehabt hatte. Ich wusste, warum sie die Kühlschranktür aufgemacht und mir zuerst das Beef Tartar und dann auch noch das Toastbrot gezeigt hatte, wie früher, wenn sie ins Krankenhaus musste und ich mich ein oder zwei Tage selbst versorgen musste. Als ich zur Vordertür ging, um sie zu öffnen, hörte ich, wie die Hintertür ins Schloss fiel. Magda war gegangen.

Was sollte ich tun? Ich bat unsere Gäste herein. Ich konnte die beiden ja nicht gut wieder heimschicken. Ich führte sie ins Wohnzimmer. Bot ihnen Platz an. Musterte sie insgeheim. Sie waren jünger, als ich gedacht hatte. Mitte 30 vielleicht. Bequem gekleidet. Er Jeans und Sakko. Sie Minirock und helle Bluse. Als würden sie sich als unsere neuen Nachbarn vorstellen. Raphaelas Bluse war dafür vielleicht einen Knopf zu weit offen. Rote Spitze lugte hervor. Kaffee? Wasser? Etwas Alkoholisches?

»Danke, wir trinken nicht«, sagte Kurt.

»Wir auch nicht«, sagte ich.

»Kaffee gerne«, sagte Raphaela. »So zum Kennenlernen.«

Ich ging in die Küche.

»Wo ist Magda?«, fragte Raphaela.

Geflüchtet, dachte ich. Verhindert, würde ich ihnen erklären. Dann sah ich den Zettel.

Tu, was du willst. Du hast meine Erlaubnis. Erzähl es mir, wenn ich zurück bin. Ich übernachte bei Nora. Wir sehen uns morgen. Magda

Ein paar Sekunden starrte ich auf das Blatt Papier. Die geliebte Handschrift.

Als ich ins Wohnzimmer kam, war Raphaela halb nackt. Beef Tartar und Sekt waren dann wohl für anschließend, dachte ich. »Sie ist ausgebüchst, nicht wahr?«, fragte sie.

»Es ist unser erstes Mal«, sagte ich.

»Es ist also auch dein erstes Mal«, sagte Kurt.

So einfach konnte das Leben sein. Raphaela präsentierte mir ihre Brüste. Stand langsam auf. Führte mich zum Sofa. Drückte mich sanft in die Kissen. Kniete sich vor mich hin. Öffnete meine Hose. Nahm meinen Penis heraus. Nahm ihn in den Mund.

»Wollen wir ins Schlafzimmer?«, fragte Kurt mit rauer Stimme. »Nur wegen dem Platz.«

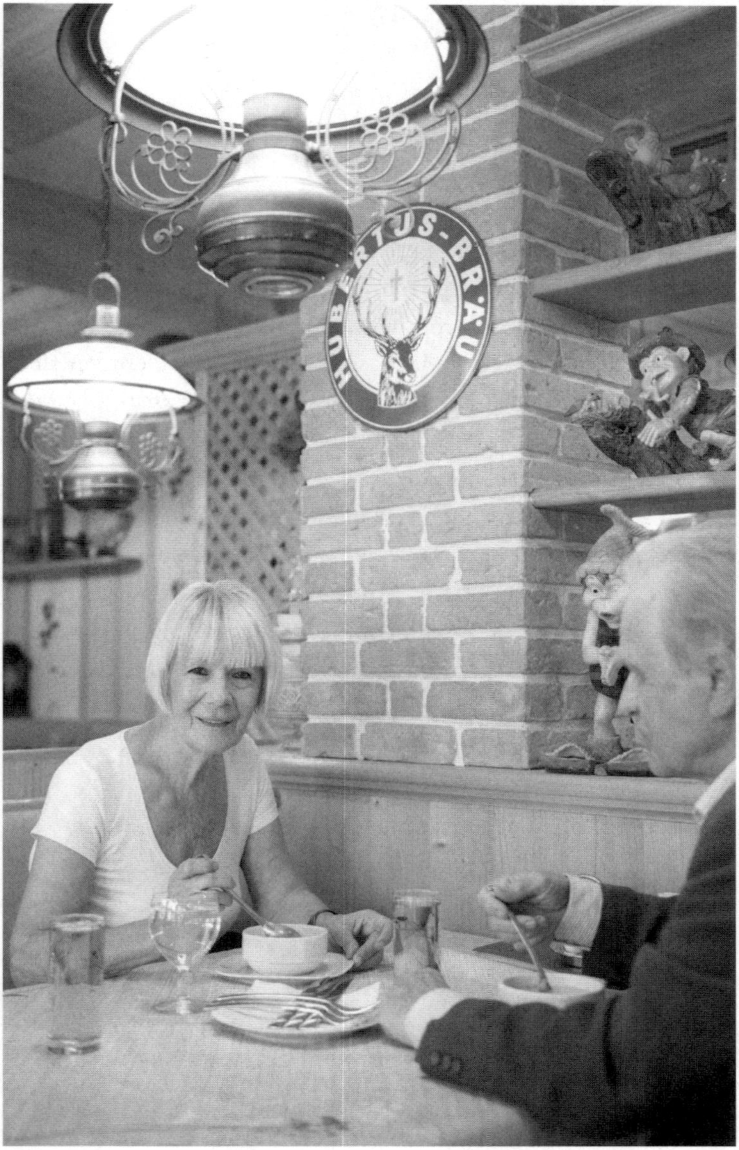
HUBERTUS-BRÄU

»Und dann?«, fragte ich.

»Willst du das wirklich wissen?«

»Was stand auf meinem Zettel?«

»Dass ich dir alles erzählen soll. Ich weiß.«

Wir lagen in unserem Bett, dort, wo sich mein Ehemann vor 24 Stunden noch mit zwei Fremden gewälzt hatte. Ich hatte eben noch das Gefühl gehabt, mit meinen Fragen einfach die zu unserem verwirrenden Liebesspiel passende Rolle einzunehmen, doch eigentlich tat ich das nicht. Ich wollte es wirklich wissen. Ich war authentisch. Es faszinierte mich. Und so verwirrend, wie es mir einmal erschienen wäre, war unser Liebesspiel trotz seiner neuesten Entwicklung gar nicht für mich. Vielleicht war ich in Wirklichkeit gar nicht geflüchtet, weil ich noch nicht so weit gewesen war. Ich war nicht richtig in Stimmung für derartige Abenteuer gewesen, schon die ganze Woche davor nicht. Aber in Wirklichkeit hatte mir vielleicht einfach die Variante, Bernhard machte es allein und erzählte mir hinterher alles, besser gefallen.

»Ich will nicht, dass ...« Bernhard stockte.

»... dass ich eifersüchtig bin«, sagte ich.

»Ich will nicht, dass es etwas zwischen uns verändert.«

»Erinnerst du dich daran, wie wir einmal darüber gesprochen haben? Das war ziemlich am Anfang von allem. Als ich dir erzählt habe ...«

»Also, gut. Wo war ich? Ach ja. Raphaela hat sich mitten ins Bett gesetzt. Sie hatte ihren BH wieder an. Keine Ahnung, wann sie den übergezogen hat. Irgendwann auf dem Weg nach oben. Rote Spitze. Nicht ganz meine Farbe ... Jedenfalls. Sie saß mitten im Bett. Wollte, dass wir sie ausziehen. Kurt und ich. Sie nannte es auspacken. Wie ein Geschenk. Kurt ließ mir den Vortritt. Ich öffnete ihren BH. Sie nahm mit der Hand eine ihrer Brüste und steckte mir einen großen, steifen Nippel in den Mund.«

Bernhard unterbrach sich wieder. Die Situation schien ihn mehr zu fordern als die mit den beiden Swingern. Anscheinend fürchtete er, doch etwas falsch gemacht zu haben, trotz meiner Ermutigung. Vielleicht dachte er auch, ich spiele nur eine Rolle.

»Stell dich bitte nicht so an und erzähl mir alles«, sagte ich. »Erzähl mir, was du mit dieser Frau und ihrem Freund gemacht hast. Was sie mit dir gemacht haben.«

»Die sind ein Ehepaar«, sagte Bernhard.

Ich legte meine Hand auf seine. »Also«, sagte ich. »Nippel im Mund, und was dann?«

»Das Höschen zog sich Raphaela selber aus. Legte sich hin. Auf den Rücken. Die Beine breit. Sagte meinen Namen. Ich wollte nichts Derbes. Keinen Dirty Talk. Das brauchte ich nicht zu sagen. Das spürte sie. Kurt auch. Die beiden sind feinfühlig. So blöd das jetzt klingt. Vielleicht ist es auch Erfahrung. Sie haben das sicher nicht zum ersten Mal gemacht. Wie gesagt. Aber sie gingen es langsam an. Fast behutsam. Es hätte dir gefallen.«

»Es gefällt mir auch so. Weiter.«

»Eine Weile ist es so hin und her gegangen. Alles durcheinander, weißt du. Sie unten, ich oben. Kurt bei ihrem Gesicht. Sie hat ihm einen geblasen. Ich mit der Zunge. Und umgekehrt. An alles kann ich mich nicht erinnern. Aber Raphaela und Kurt verstehen etwas von Sex. Das kann ich dir sagen.«

Bernhard kam ein bisschen in Fahrt. Langsam glaubte er mir, dass ich es hören wollte, alles und bis ins letzte Detail. Vielleicht kam er auch so sehr in Fahrt, dass er sich nicht mehr darum kümmerte, ob ich es hören wollte.

»Dann ist etwas passiert, Schatz, unfassbar. Unglaublich. Ich hätte nicht gedacht, dass es so was gibt.«

»Was denn?«

»Du wirst dich wundern«, sagte er. »Wirklich schade, dass du das nicht gesehen hast. So glaubst du es mir vielleicht gar nicht.« Er sah sich um. »Warte, ich hole mir ein Glas Wasser. Für dich auch? Oder soll ich Orangensaft bringen?«

Als er mit zwei Gläsern Wasser zurückkam, war sein Gesicht leicht gerötet, anscheinend von diesem Erlebnis, das ihn so stark beeindruckt hatte

»Was war?«, fragte ich.

»Mittendrin hat mich Kurt ... wie soll ich sagen ... angewiesen ... ja, angewiesen ... Ich sollte mich aufrecht im Bett hinsetzen. Ja. Genauso hab ich auch geschaut. Wie du jetzt.«

»Du hast dich also aufrecht im Bett hingesetzt. Klingt ein bisschen unbequem. So ohne Lehne und Kissen. Und weiter?«

»Er hat sich mir gegenüber hingesetzt. In der gleichen Haltung. Eigentlich grotesk. Du weißt, ich bin nicht der Typ, der sich Anweisungen geben lässt und sie artig ausführt. Ich stelle Fragen. Eigentlich hätte ich gefragt: Okay, und wozu soll ich mich hinsetzen? Was passiert dann als Nächstes? Worauf läuft das hinaus? Doch ich habe auf die Professionalität der beiden vertraut. Versteh mich nicht falsch. Die waren keine Professionellen in dem Sinn, dass sie Sex für Geld anbieten. Doch sie wussten sehr genau, was sie taten. Darauf habe ich vertraut.«

»So seid ihr also da gesessen. Zwei Männer im Bett, aufrecht einander gegenüber, aufrecht vermutlich in jeder Hinsicht. Und dann?«

»Kurt kam näher.«

»Oh Gott.«

»Er rutschte sitzend auf mich zu.«

»Was? Wozu?«

»Das wusste ich zu dem Zeitpunkt auch noch nicht.«

»Wie nahe?«

»Bis sich unsere Beine überkreuzten und wir Penis an Penis dasaßen.«

»Und das hat dich erregt?«

»Insofern, als mir inzwischen klar geworden war, worauf das Ganze hinauslaufen würde.«

»Worauf?«

»Es ging bei der Sache nicht um Kurt und mich. Es ging um Raphaela.«

»Was hat sie getan?«

»Sie hat sich auf uns gesetzt.«

»Auf euch beide?«

»Auf unsere beiden Penisse. Ganz langsam. Sie hat sich beide eingeführt. Sich praktisch auf uns niedergelassen. Bis wir beide in ihr waren. Zur selben Zeit. An der gleichen Stelle. Ganz drin.«

Ich verzog das Gesicht. »Das muss doch wehtun.«

»Hätte ich auch gedacht. Ich konnte es nicht glauben. Aber ich habe es erlebt. Ich schwöre.«

»Ich glaube dir auch so.«

»Raphaela hat nicht ausgesehen, als würde ihr irgendetwas wehtun. Sie war offen. Weit offen. Sie hat sich auf und ab bewegt. Ohne Probleme.«

»Und ihr? Und du?«

»Ich kann das Gefühl nicht beschreiben. Es war alles dabei. Schiere Erregung. Fast so etwas wie Übelkeit.«

Er drückte mich an sich.

Ich schwieg. Erregung bis zur Übelkeit, das kannte ich von der Nacht mit dem Dildo vergangenes Jahr in Teneriffa. Da war Bernhard auch nicht dabei gewesen, allerdings auch sonst niemand. Jetzt hatte er auch ohne mich etwas tolles erlebt, mit einer anderen, mit zwei anderen sogar. Es war eine große Sache für ihn geworden.

Es passierte doch, ohne dass ich etwas dagegen tun konnte. Eine Welle der Eifersucht fegte über mich hinweg. Ganz so entspannt und tolerant war ich also nicht, dachte ich. Doch im nächsten Moment war der Anflug schon wieder vorbei. Als wäre er nur eine Reminiszenz an früher gewesen. Als hätte sich mein Ich von früher, das ich schon überwunden hatte, noch einmal zu Wort gemeldet, um sich dann endgültig zu verabschieden.

»Das hat nichts mit uns zu tun«, sagte Bernhard, als hätte er die Einflüsterung auch mitbekommen. »Ich will es auch nicht vergleichen.«

»Ich glaube, ich weiß, was du meinst«, sagte ich.

Bernhard tauchte wieder in die Erinnerung ein. Ich bemerkte, dass sie ihn erregte, aber ich reagierte nicht darauf. Ich nahm einen Schluck Wasser. Tatsächlich, ich war nicht mehr eifersüchtig. Ich war stolz darauf. Ich fühlte mich souverän. Jetzt, da ich die Eifersucht überwunden hatte, verstand ich, was ich immer schon gehört und gelesen hatte. Dass Eifersucht kein Ausdruck von Liebe ist.

Doppelvaginal.

Das Wort landete mitsamt Bernhards Geschichte in unserem erotischen Fundus, zumindest in dem unserer Fantasie. Es wurde neben Sex mit anderen zu einem Stichwort, das bei unseren Frühstücksgesprächen unseren Hormonstatus zu verändern vermochte. Nicht nur den von Bernhard. Ich hatte zwar keine Lust auf doppelvaginal, wirklich nicht, aber für mich war es ein Synonym für

Wildheit, für Grenzen sprengen, für sich auf die Probe stellen, für Abenteuer. Wir nahmen das Wort bei unserer nächsten Reise mit nach Teneriffa.

»Hier hat alles angefangen«, sagte Bernhard, als wir dieses Mal dort ankamen. »Erinnerst du dich?«

Was für eine Frage. Damals war ich eine biedere Hausfrau gewesen. Beinahe so etwas wie ein sexuelles Neutrum. Zufrieden mit meiner kleinen Welt, wunschlos, mit einem blinden Fleck in mir, genau dort, wo die körperliche Liebe wohnen sollte. Jetzt war ich eine Frau, die Sex zu viert als Möglichkeit betrachtete. Der Gedanke, wie ich neben dieser jungen, selbstbewussten Raphaela gewirkt hätte, beschäftigte mich aber schon.

Solche Gedanken beschäftigten mich noch immer. Neben Nora? Das ging. Das wäre ein fairer Wettbewerb gewesen. Aber neben Raphaela? Doch ich wusste inzwischen auch, wie ich dieses Hindernis überwinden konnte. Nicht indem ich zum Schönheitschirurgen ging und mich im Fitnesscenter, mit Detox-Kuren und Anti-Aging-Diäten quälte, sondern indem ich in dem Wettbewerb einfach nicht mitmachte und stattdessen das richtige Bewusstsein für mich selbst entwickelte.

Am nächsten Tag fuhren wir in den Sexshop und suchten uns unter den Videos zwei aus, auf denen »eine Frau und zwei Männer« stand. Bernhard beharrte darauf, dass ich es sehen müsse. Warum nicht, dachte ich.

Wir schafften es, mit beiden CDs noch am gleichen Tag wieder zurück in dem Laden zu sein. Wir hatten sie gekauft, nicht etwa ausgeliehen, trotzdem wollte Bernhard sie zurückgeben.

Die Filme zeigten nicht, was sich Bernhard vorgestellt hatte. Es ging nur um vaginal und anal gleichzeitig. Zumindest bis zu jeweils der Stelle, an der Bernhard die CDs ärgerlich auswarf, die

Luft einsog und eine Schimpfrede gegen das allgegenwärtige Thema »anal« hielt.

Er fühlte sich belästigt. »Ich frage mich ernsthaft, wie es kommt, dass alle Welt nur noch hinten hineinwill«, sagte er.

Wegwerfen wollte er die eben neu gekauften CDs auch nicht, genauso wenig wie für irgendwann aufheben, weil er ganz sicher war, dass wir sie niemals mehr ansehen würden. Schenken konnten wir sie auch niemandem. Für die Bergers waren sie jedenfalls ganz bestimmt das falsche Mitbringsel. Deshalb hatten wir beschlossen, sie in dem Laden zurückzugeben.

»Ich weiß«, sagte Bernhard in seinem gebrochenen Spanisch zu dem Verkäufer. »Wir kriegen kein Geld zurück. Wir wollen kein Geld. Aber die CDs sind nur einmal angespielt. Die sind noch gut. Sie können sie verkaufen.« Die Worte »angespielt« und »verkaufen« hatte er ebenfalls noch im Übersetzungsprogramm nachgesehen. Er verwendete dafür »aludido« und »vender«.

Der Verkäufer war anscheinend nicht sicher, ob er verstand. Schließlich stellte er die CDs zurück ins Regal. »Okay?«, fragte er.

»Okay«, sagte Bernhard.

Wir verließen den Laden. Bernhard war zufrieden. Als er am nächsten Tag an einer Markise arbeitete, die an einer Stelle immer hängen blieb, gesellte ich mich zu ihm.

»Ich will wissen, wie es ist«, sagte ich.

Er hielt auf der Leiter inne und sah mich an, eine Hand oben an der Markise. »Wie was ist?«, fragte er.

»Komm lieber herunter«, sagte ich.

»Geht schon. Wie was ist?«

»Du weißt, was ich meine?«

»Doppelvaginal?«

»Das glaubst du selbst nicht.«

Er lachte über meine Entrüstung.

»Im Ernst«, sagte ich. »Ich überlege, wie wir so jemanden wie Raphaela und Kurt auch hier auf Teneriffa finden können. Paare am Strand zu beobachten und sich dabei etwas vorzustellen macht Spaß, aber so wird das nie etwas.«

»Bist du sicher, dass du das willst?«, fragte Bernhard, der jetzt langsam von der Leiter herunterkam.

»Wir könnten damit anfangen, dass ich zusehe«, sagte ich. »Ich meine, du könntest ihnen von Anfang an sagen, dass ich nur zusehen würde, dann hätte ich keinen Stress.«

Bernhard

Wir begaben uns abermals auf die Suche nach einem passenden Paar, gemeinsam vor dem Computer sitzend, diesmal auf Teneriffa. Immerhin hatten wir beim letzten Mal eine Wahl getroffen, und es hatte funktioniert, nicht ganz wie geplant, aber ein anderes Paar war zu uns gekommen, in der Absicht, mit uns Sex zu haben. Ein Paar, das jünger gewesen war als wir, und das sich von unserem Alter nicht hatte abschrecken lassen. Wir waren gewissermaßen im Spiel. Das machte uns zuversichtlich.

Es war auch dieses Mal wieder schwierig. Nichts passte uns. Zu dick. Zu knochig. Zu dies. Zu das. Die Liste wie gehabt. Sie wurde immer länger. Magdas Ansprüche wuchsen mit dem Angebot. Im Vergleich zu unserer aktuellen Suche waren Raphaela und Kurt praktisch auf Zuruf aus dem Cyberspace gesprungen. »So hat das keinen Sinn«, sagte Magda eines Abends. »Zieh dich an, wir gehen.«

Ich brauchte nicht zu fragen, wohin. Sie wollte in den Swingerklub. Bloß wusste ich nicht, was sie sich davon erhoffte. Wir waren inzwischen mehrmals in Swingerklubs gewesen, ohne dass etwas zwischen uns und einem anderen Paar entstanden wäre. Ich wusste nicht, warum sich das auf einmal ändern sollte. Doch ich hütete mich, ihr zu widersprechen. Sie wollte in den Swingerklub? Wir gingen in den Swingerklub.

Die Kellnerin war immer noch dieselbe wie vergangenes Jahr. »Gin Tonic. Dos«, sagte sie zu uns.

»Wahrscheinlich sind wir für sie das Greisenduo«, sagte Magda.

Sie schien das diesmal witzig zu finden. Etwas hatte sich tatsächlich an ihrem Selbstbewusstsein verändert. Es war größer geworden. Trotzdem wechselte ich sicherheitshalber das Thema. Magda war manchmal launisch. Sie konnte so launisch sein, manchmal ziemlich sogar. Gut möglich, dass sie heute so einen Tag hatte.

Außerdem war ich selbst nicht so weit, das Thema Greise witzig zu finden. Ich verdrängte mein Alter erfolgreich, aber wenn sie damit anfing, fühlte es sich an, als würden meine weißen Haare auf meinem Kopf zu tanzen anfangen. Deshalb redete ich über etwas anderes. »Wenn wir hier ein Pärchen finden«, sagte ich, »eins, das sympathisch ...«

Sie unterbrach mich. »... sympathisch genügt nicht. Die Chemie muss auch stimmen. Es muss prickeln.«

»Was noch?«, fragte ich.

»Keiner der beiden darf eifersüchtig sein«, sagte sie.

Ich war sicher, dass wir in einem Swingerklub kein zur Eifersucht neigendes Paar aufgabeln würden, doch ich gab ihr sicherheitshalber recht.

»Es geht beim Sex um Harmonie«, sagte Magda. »Auch wenn man zu viert ist und das Wort vielleicht altmodisch klingt. Was wolltest du eigentlich gerade sagen, als ich dich unterbrochen habe? Wenn wir heute ein sympathisches Paar finden ... dann was?«

»Habe ich vergessen.«

»Es ging sicher um doppelvaginal.«

»Da haben Sie ja eine Menge vor«, sagte die Kellnerin, die offenbar zugehört hatte, in astreinem Hochdeutsch.

Überrascht sahen wir auf. Sie deutete unsere Blicke richtig. »Ich bin aus Frankfurt«, sagte sie. »Aber das müssen unsere Gäste nicht gleich wissen.« Sie streckte ihre Hand über den Tresen. »Britta.«

Magda beugte sich über den Tresen. »Sagen Sie, Britta ...«

Britta unterbrach sie. »Wir sind hier alle per Du.«

»Weiß ich doch«, sagte Magda. »Entschuldigung. Sag einmal, Britta, findest du uns zu alt für einen Swingerklub?«

»Du siehst nicht so aus, als wäre das ein Problem für dich«, sagte Britta.

»War es einmal, ist es aber nicht mehr«, sagte Magda. »Ich habe aber früher oft darüber nachgedacht. Darum interessiert es mich. Findest du uns zu alt?«

»Wie alt seid ihr denn?«

»Zwischen 60 und 70«, sagte Magda. »In der schlechteren Hälfte davon.«

Ein Gast am anderen Ende des Tresens rief Britta. Wir warteten. Als sie, die selbst an die 30 sein musste, zurück war, sah Magda sie fragend an. Bitte, Britta, dachte ich, jetzt nur keinen Satz wie: Man ist nie zu alt für die Liebe. Oder: Man ist so alt, wie man sich fühlt. Oder: Alter vor Schönheit. Oder. Oder.

»Seht euch beide doch an«, sagte Britta. Sie trat etwas beiseite. Deutete auf den Spiegel hinter sich. »Seht euch an und dann die anderen.« Sie deutete in den Raum, in dem einige Gäste an den Tischen und in den Sesseln saßen. »Biologisch ist mancher von denen vielleicht keine 40 und innerlich doch älter als ihr«, sagte Britta. »Und ihr? Äußerlich 15 Jahre jünger, als ihr in Wirklichkeit seid, und innerlich jünger als sie alle.«

Danke, Britta.

Magdas Augen leuchteten. »Wirklich?«, fragte sie.

»Wirklich«, sagte Britta. »Ich würde es euch wirklich sagen, wenn es anders wäre. Mensch. Da traust du dich in einen Swingerklub, und dann tust du so, als hättest du kein Selbstbewusstsein. Ich habe da aber eine andere Idee für euch. Vielleicht interessiert euch das auch. Eine Spezialität unseres Hauses. Die

Deutschen fahren voll darauf ab. Die Ösis auch. Ihr seid doch Ösis, nicht wahr?«

Ehe wir antworten konnten, hob Britta den Blick und nahm eine Bestellung an. Wir warteten wieder. »Die ist nett«, sagte Magda.

»Ja, finde ich auch«, sagte ich.

»Also«, sagte Britta, während sie sich mit beiden Oberarmen auf den Tresen stützte. »Seid ihr Ösis?«

»Wir sind aus Wien«, sagte Magda.

»Wusste ich es doch.«

»Was ist das für eine Spezialität?«

»Gangbangs«, sagte Britta. Sie strahlte Magda an. »Vergangenen Sommer hat sich eine Kölnerin zur Verfügung gestellt. 30 Männer hatten sie. Drei-ßig! Bei 25 haben die anderen Gäste zu wetten angefangen, wie viele es noch werden. Also, wisst ihr. Ich habe schon viel gesehen, aber das, ich kann euch sagen! Das Video gibt es übrigens im Internet.«

Magda machte ein Gesicht, als würde sie gerade eine Dokumentation über das Jagdverhalten der australischen Dingos sehen.

»Für uns ist das nichts«, sagte ich. »Wir gehen dann nach hinten.«

»Schaut lieber nach oben«, sagte Britta. »Da sind die interessanteren Räume.«

Oben gab es richtige Zimmer im Vergleich zu den Kojen im unteren Teil. Nichts von dem, was wir sahen, animierte uns sonderlich. Da und dort vergnügte sich ein Paar rittlings. Ein Mann, scheinbar ein Spanier, hörte nicht auf, eine Frau, die wie eine deutsche Touristin aussah, mit der Zunge zu befriedigen. Ich zog Magda in einen freien Raum. Wenn sich keine Gleichgesinnten boten, vergnügten wir uns eben auch dieses Mal miteinander, auf die herkömmliche Art, dachte ich.

Ich starrte währenddessen die Wand an. Das tat ich auch in unserem Schlafzimmer manchmal, um nicht zu früh zu kommen. Diesmal starrte ich in zwei Augen. Die mich durch einen Sehschlitz ansahen. Der Blick war gierig. Zumindest kam es mir so vor.

Irgendwie spornte mich das an. Okay, dachte ich, dann sollst du auch etwas zu sehen bekommen. Ich stieß fester zu. Drehte Magda auf den Bauch. Wies sie an, sich hinzuknien. Machte es von hinten. Drehte sie zurück. Machte es mit der Zunge. Sah auf.

Die Augen waren noch da.

Etwas glasiger als vorher. Zumindest kam es mir so vor.

Magda hatte nichts davon mitbekommen. Als die Augen verschwunden waren, erzählte ich es ihr.

»Ein Zuschauer? Wirklich?«, fragte sie. Es schien ihr zu gefallen.

Wir spazierten noch ein wenig durch die Gänge. Sahen durch Sehschlitze. In einem Zimmer lief Gruppensex. Ohne große Anteilnahme der Beteiligten. Die Damen mit ihren Gedanken anscheinend irgendwo. Die Herren gelangweilt. Vom Leben, wie es schien.

Ich blieb vor einem größeren Raum stehen. Hübsch. Bequemes Bett. An der Schwelle blieb Magda stehen. Erkannte, worauf ich hinauswollte. Mehr Platz. Für mehr Menschen.

Sie folgte mir hinein. Der Raum war von drei Seiten einsehbar. Immer noch wortlos setzten wir uns. Ich streichelte sie. Magda zitterte ein wenig. Doch ich merkte, wie sie sich präsentierte. Darauf achtete, dass ihre Brüste nicht verdeckt waren. Sie nahm meinen Penis in die Hand. Als wollte sie ihn herzeigen.

Einige Paare gingen vorbei. Blieben stehen. Sahen herein. Gingen weiter. Ein Paar ging nicht weiter.

Die beiden kamen herein. Legten sich neben uns. Die Einladung hatte funktioniert.

Ein Erfolgserlebnis war es trotzdem nicht. Er hatte so an die 120 Kilo. Sie Schwimmreifen bis unter das Kinn. Wir warteten ein wenig. Um nicht unhöflich zu wirken. Dann nickten wir. Und gingen.

Die Dicken trauen sich bei den Alten, dachte ich.

Solche Gedanken gingen mir auch manchmal durch den Kopf an Tagen, die nicht richtig rund werden wollten wie dieser. Auf dem Heimweg fragte ich mich: Was hätte Magda getan, wenn uns die beiden gefallen hätten?

Auch dieser Anlauf hatte nicht zum gewünschten Ergebnis geführt, aber etwas hatte sich auch dieses Mal verändert. Denn ich hatte mich anschließend gefragt, was ich getan hätte, wenn mir das Paar gefallen hätte – ich bin mir nicht sicher. Ich wäre vielleicht bereit gewesen. Was aber jedenfalls noch fehlte, waren die beiden passenden Menschen.

Wir besuchten von da an mehrmals Swingerklubs, auch auf unseren Reisen. Als wir uns den Bungalow auf Teneriffa gekauft hatten, hatten wir beschlossen, trotzdem weiterhin zu reisen und die Welt zu entdecken, und da hatten wir inzwischen einiges nachzuholen. Marrakesch, Malediven und München standen auf unserem Wunschzettel, und manchmal dachten wir sogar an die Arktis. Ich glaube, Bernhard wählte unsere Reiseziele passend zu unseren Abendplänen aus. So wurde es München statt der Arktis, weil die Inuit nicht eben als Swingervolk bekannt waren.

Wir stellten fest, dass Swingerklubs einander in allen Ländern ähnelten. Es ist wie mit den Einkaufsmeilen an Touristenplätzen. Alle sehen gleich aus. Es gibt dieselben Läden, dieselben Marken, dieselben Uniformen des Verkaufspersonals, sogar so ziemlich dieselben Preise. Mitunter hatte man den Drang, aufs Flugticket zu schauen, um zu wissen, ob man in Spanien, Deutschland oder Italien war. Wir besuchten nicht so viele, doch wer einen Swingerklub kannte, konnte sich in allen daheim fühlen.

Besonders fiel uns bloß einer in München auf, der verbunden war mit einem strengen Klub. Bernhard und ich gingen zu einer Menschengruppe, die rund um etwas versammelt war, das offenbar alle Gäste faszinierte. Ich hörte zuerst nur die Stimmen. Ein Mann fragte: »Hast du genug, oder willst du noch einen?«

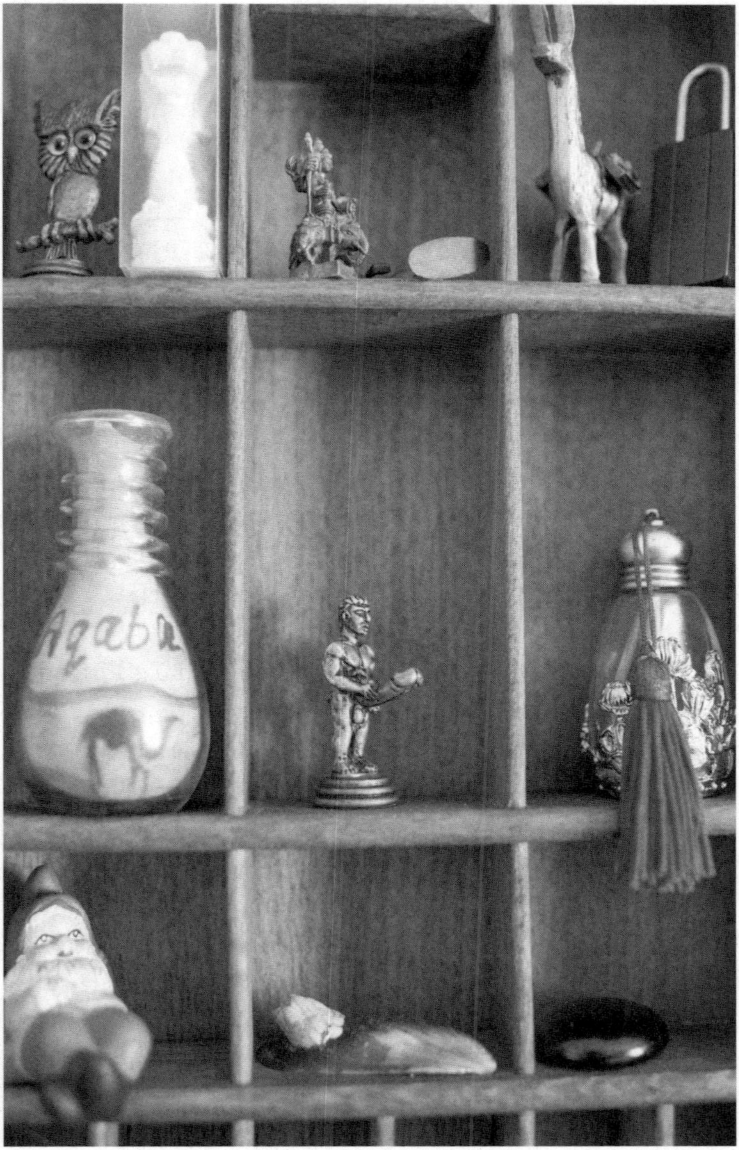
Aqaba

Eine Frau sagte: »Noch einen.«

Dann war es eine Weile still.

Danach wieder. Ein Mann fragte: »Hast du genug, oder willst du noch einen?«

Eine Frau sagte: »Noch einen.«

Als wir näher kamen, stellte ich, über die Köpfe der Zuschauer hinwegblickend, fest, dass von der Decke vier Seile hingen.

»Ich bin nicht sicher, ob wir das sehen wollen«, sagte Bernhard.

An den vier Seilen war ein Brett befestigt. Auf dem Brett lag eine Frau. Die Frau war nackt. Ihre Beine waren gespreizt. Immer wenn sie »Noch einen« sagte, löste sich ein Mann aus der Gruppe der Zuseher, stellte sich zwischen ihre Beine und drang in sie ein.

»Man kann sich bei der Entdeckung seiner Lust auch verirren«, sagte Bernhard.

»Ich finde, so sollten wir nicht denken«, sagte ich.

»Warum nicht?«

»Weil es hochmütig ist. Damit, dass jeder nur das für normal hält, was er selber tut, fangen viele Probleme an.«

Eine Weile sahen wir schweigend zu. Es war ein seltsames Schauspiel. Ich fragte mich, was der Frau daran gefiel. Ich hatte inzwischen von sexuellen Spielformen gehört, die ich gar nicht nachvollziehen konnte, die für mich ekelhaft und unangenehm waren. Diese gehörte dazu. Ich konnte mir vorstellen, was der Frau gefiel, auch wenn es für mich undenkbar gewesen wäre. Sich benutzen zu lassen. Sich wegzuwerfen. Sich auszuliefern. Ganz und gar schmutzig zu sein.

»Wenn alle wüssten, was wir tun, würden sicher viele auch von uns denken, dass wir uns bei der Entdeckung unserer Lust verirrt haben«, sagte ich, als wir gingen.

Bernhard sagte in dieser Zeit immer wieder zu mir, dass sich mein Selbstbewusstsein laufend verbessern würde, und ich wusste, dass es stimmte. Es lag nicht nur an unserer wachsenden Routine, die mir einen sichereren Auftritt in Swingerklubs ermöglichte. Es lag vor allem daran, dass ich mehr zu meinem Körper, meinem Alter und damit zu mir selbst stand als früher. Vielleicht war das meine allerwichtigste Errungenschaft, seit Bernhard und ich unsere Lust und unsere Liebe neu entdeckten.

Anscheinend strahlte ich das auch aus. Wir kamen jetzt leichter mit anderen Paaren in Kontakt, doch seltsamerweise führte das nie zu einem sexuellen Erlebnis zu viert, was manchmal an ihnen, manchmal an uns lag.

Zum Beispiel unterhielten wir uns auf Teneriffa einmal mit zwei recht gesprächigen Holländern. Sie waren aus Utrecht, erfuhren wir, noch bevor wir unsere Gin Tonics bestellt hatten. Er, Lars, war Bauingenieur und gerade mit einem Projekt in Sibirien beschäftigt. Sie, Trude, hatte zwar einen Beruf, diplomierte Physiotherapeutin, aber den übte sie nicht mehr aus, seit sie geheiratet hatten, vor vier Jahren, an einem wunderschönen Sonntag in Lyon, wo er damals seine Baustelle hatte. Lyon sei architektonisch eine solche Herausforderung und überhaupt eine wunderbare Stadt, einmal ganz abgesehen von Paul Bocuses Gourmetrestaurant – ob wir das kennen würden. Nein? Es sei immerhin das Mekka der Kochkunst, der Mann habe die Küche weltweit mit seinem Genie beeinflusst, da dürfe man sich auch nicht weiter wundern, dass man dafür einiges auf den Tisch legen müsse, was sich aber ohne Zweifel auszahle. Ja, Lyon sei einer der schönsten Orte gewesen, wohin Lars' Tätigkeit die beiden schon geführt hatte, Sibirien habe da doch einen anderen Reiz, aber bitte, man wolle uns ja nicht auf die Nerven gehen mit all dem, nur so viel:

Nach Lyon müsse man unbedingt zumindest einmal im Leben, dort habe man im Übrigen auch die Vorliebe für Swingerklubs entdeckt. Nach drei Minuten schwindelte uns von so viel Mitteilsamkeit, nach zehn wussten wir fast alles über Lars' und Trudes Leben.

»Wollen wir gemeinsam nach hinten gehen?«, fragte Bernhard in einer von Lars' kurzen Atempausen.

Ich dachte: Spinnt er? Ohne mein Einverständnis einzuholen? Das konnte nicht sein Ernst sein.

»Nein, vielen Dank«, sagte Lars, »wir wissen, was wir wollen, und Partnertausch gibt es bei uns keinen.«

Die beiden gingen allein nach hinten. Ich sah ihnen nach. Swingen ohne Partnertausch ging also auch. Im Grunde machten wir es ebenso.

»Ich wollte nur wissen, ob sie theoretisch mitgegangen wären«, sagte Bernhard, ehe ich ihn zur Rede stellen konnte. »Und Lars ließ einem nicht viele Möglichkeiten, selbst etwas zu sagen.«

Ein anderes Mal sprach uns ein Mann an, als wir gerade gingen. Ich hatte ihn im Klub beobachtet. Er hatte in einer Koje zwei Frauen befummelt. »Schade, dass Sie schon gehen«, sagte er.

»Vielleicht sehen wir einander wieder?«

Hätten wir gerne tun können, wenn da nicht die Frage der Chemie und unsere anderen Kriterien gewesen wären. Kriterien, die vielleicht aus unserer Arroganz geboren waren, die uns allerdings bei unserem Ziel, sozusagen Vollblutswinger zu werden, im Weg standen.

Bernhard

Im April jenes Jahres fand ich im Internet ein paar Seiten, die mir bisher entgangen waren, und ich konnte gar nicht verstehen, warum. Sie waren voller Inserate, in denen Paare, denen es im Bett ein bisschen langweilig geworden war, andere Paare suchten. Magda kam ins Zimmer und sah mir über die Schulter. »Langweilig wird uns beiden nie«, sagte sie. »Was für eine Seite ist das?«

Wir waren zu der Zeit in Wien und sahen uns gemeinsam einige Inserate an. Die meisten mussten wir wegen der Wünsche der betreffenden Paare gleich wieder aussortieren. Analverkehr schien tatsächlich fast schon Standard zu sein, und dann erst all die anderen Dinge, die unserer Meinung nach ausschließlich aufs WC gehörten.

Magda nahm die Maus. Sie übernahm es, die Inserate wegzuklicken.

»Halt!«, rief ich. »Die waren ganz in Ordnung.«

»Die wollten bi.«

Bisexuell kam für Magda gleich nach anal. Frau mit Frau, Mann mit Mann, das war nicht ihre Welt.

»Wenn ich dich mit der Zunge befriedige, hast du doch einen wundervollen Orgasmus«, sagte ich. »Du liegst da, mit geschlossenen Augen und genießt es. Richtig?«

»Das ist wohl richtig, aber warum sagst du das?«

»Wenn es die Zunge einer Frau wäre ... Was für einen Unterschied würde das machen? Hast du dich das schon einmal gefragt?«

Sie sagte nichts. Das bedeutete, dass sie das Thema eine Weile gedanklich durchkauen würde. Womöglich wochenlang. Es bedeutete möglicherweise, dass ich eben den Fundus unserer erotischen Fantasien erweitert hatte.

Bei einem unserer darauf folgenden Frühstücksgespräche war Magda dann offenbar durch mit dem Thema. »Ich hab mir das überlegt«, sagte sie. »Vielleicht würde ich es auch mit einer Frau machen, schon um zu erfahren, ob sie es besser kann als du.«

Oh. Dankeschön.

»Ich selbst würde aber ausschließlich die Hand benützen, und auch das nur, wenn es unbedingt nötig wäre.«

»Gut«, sagte ich. »Das erleichtert uns die Auswahl.« Ich dachte nach. »In letzter Konsequenz müsste auch ich mich fragen ...«

»Warum redest du nicht weiter?«

»Weil es mir eigentlich gar nicht so wichtig ist. Ich weiß auch nicht genau, wie ich das sagen soll. Aber diese Frage könnte sich einmal stellen: Wie weit würde ich gehen? Zu welchen Kompromissen wäre ich bereit?«

»Denkst du darüber nach, ob du bisexuelle Neigungen hast? Ob du sogar Sex mit einem Mann haben könntest?«

»Muss ein Mann zwingend homo- oder bisexuell sein, um mit einem Paar doppelvaginalen Sex zu haben?«, sagte ich. »Nur Berührungsängste darf er keine haben.«

»Ich kenne mich damit nicht aus«, sagte Magda.

»Musst du lesbisch sein, um dich von einer Frau mit der Zunge befriedigen zu lassen?«

»Ist das nicht etwas anderes?«

»Ich glaube nicht«, sagte ich. »Du erinnerst dich bestimmt noch an Raphaela und Kurt.«

»Du kannst dich darauf verlassen, dass ich die beiden nie vergessen werde«, sagte Magda.

»Es gibt da noch etwas zu erwähnen. Ich habe es nicht gleich getan. Ich hatte Angst, dass du es falsch interpretieren würdest.«

»Ich kenne so etwas.«

»Wie meinst du das?«

»Ich meine nichts Konkretes. Ich kann es mir nur vorstellen. Was ist also das Erwähnenswerte?«

»Also, Raphaela hat mir natürlich auch einen geblasen. Das weißt du ja. Aber ... wie du gleich hören wirst, ist das eigentlich nicht die ganze Wahrheit ...«

»Mein Gott, kannst du herumreden.«

»Wie du weißt, ist es ein besonderes Erlebnis für mich. Einen geblasen zu bekommen.«

»Bernhard. Was jetzt?«

»Kurz und gut ... Raphaela machte das ganz passabel. Immer wieder kurz unterbrochen. Einmal kam sie mit ihrem Kopf hoch und sah mir in die Augen. Ich solle mich zurücklehnen, sagte sie, und genießen. Das tat ich.«

»Na und?«

»Danach machte sie ihre Sache nicht mehr nur ganz passabel.«

»Was heißt das?«

»Sie hat mich verschlungen. Was heißt verschlungen?! Sie hat mich gefressen. Schwer zu erklären. Sie wurde gieriger. Tierischer.«

Ich hatte ihr die Sache, die ich ihr gleich erzählen würde, bisher verschwiegen, weil ich befürchtet hatte, sie könnte etwas falsch verstehen. Ein wenig befürchtete ich das noch immer, doch das Risiko war überschaubar. Mir fiel einmal mehr auf, wie sehr sich unser, wie sehr sich Magdas erotischer Horizont verändert hatte.

Ich dachte an die vielen anderen älteren Menschen, die sich von Fernsehabend zu Fernsehabend ihrem Abgang entgegenlangweilten. Jemand müsste es ihnen sagen, dachte ich. Dass das Leben noch etwas vorhatte mit ihnen, bloß mussten sie dafür aufwachen.

»Komm zum Punkt«, sagte Magda.

»Irgendwann habe ich die Augen geöffnet, um zu sehen, wie sie das hinkriegt.«

»Was hast du gesehen?«

»Sie war es nicht.«

»Was war sie nicht?«

»Das Tier, das mich fraß.«

»Was?«

»Er war es. Sie hatten getauscht, ohne dass ich es bemerkt hatte.«

Magda staunte. »Du hast dir tatsächlich von Kurt einen blasen lassen?«

»Unwissentlich«, sagte ich. »Sie haben mich ausgetrickst. Wir hatten vorher nicht drüber gesprochen. Also war es im Prinzip nicht okay. Es ist einfach passiert. Ich hatte keine Chance nachzudenken. Ob ich das wollte. Oder nicht.«

Magda schwieg.

»Magda?«

Nichts.

»Bist du böse?«

»Nein.«

»Hat dir die Geschichte gefallen?«

»Sie war okay. Bist du bisexuell?«

»Ich glaube nicht. Und selbst, wenn. Es ist nur ein triviales Wort für etwas sehr Komplexes. Was würde das ausmachen, wenn ich ‚Ja' sagen würde? Wir wären immer noch wir. Oder nicht?«

»Wahrscheinlich.«

»Ist ein Mann bisexuell, der Penis an Penis mit einem anderen Mann in eine Frau eindringt?«

»Ich habe einmal gelesen, dass alle Männer ein bisschen bisexuell sind. Meinst du, das stimmt?«

»Meinst du, dass alle Frauen ein bisschen bisexuell sind?«

»Wenn, dann jedenfalls weniger als Männer, glaube ich.«

»Die einschlägigen Inserate sagen etwas anderes.«

Am nächsten Morgen wachte ich von einer Hand auf, die sich auf meine Brust gelegt hatte. Magda. Als ich ihren Atem hörte, wusste ich alles, was ich wissen musste. Ich wusste, was sie gerade vorhatte, und dass alles in Ordnung war.

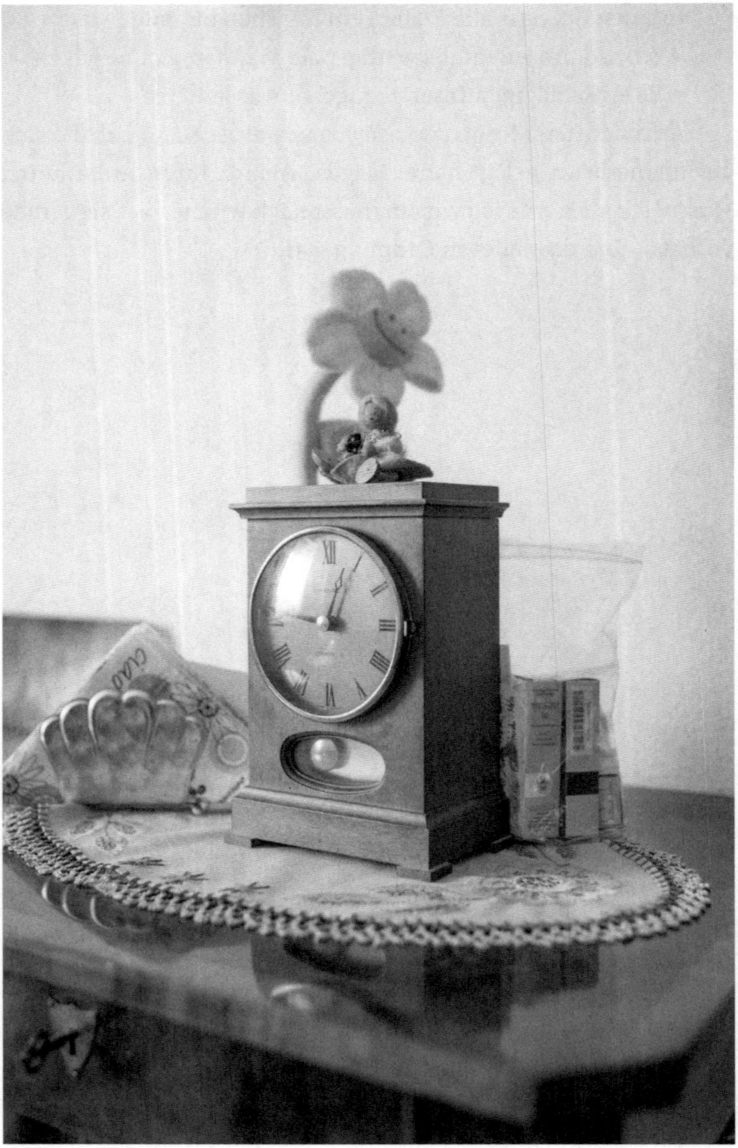

Magda

Wenn du glaubst, du kannst dich mir verweigern, dachte ich, dann irrst du dich. Vielleicht zierst du dich ja auch nur, weil es dir gefällt, dass 46 Jahre lang du aktiv werden musstest und jetzt ich aktiv werde. Vielleicht hast du ja recht, und Frauen wollen umso mehr Sex, je mehr sie haben. Vielleicht ist es so einfach. Doch dann bist du selber schuld, und jetzt, jedenfalls, bist du dran.

Während mich Bernhard nach dem Sex mit der Zunge befriedigte, tat ich nicht zum ersten Mal genau das, was er einmal vorgeschlagen hatte. Ich stellte mir vor, dass die Zunge einer Frau gehörte. Die Vorstellung machte mich mit jedem Mal ein bisschen neugieriger.

»Vielleicht haben wir mehr nachzuholen, als wir denken«, sagte ich hinterher beim Frühstück zu Bernhard. »Vielleicht ist alles, was wir bisher über Sex gedacht haben, nur etwas Gelerntes, das sich irgendwann jemand ausgedacht hat und das mit der menschlichen Natur gar nichts zu tun hat.«

Ich fragte mich, was meine neue Erkenntnis für meine Beziehung zu Bernhard bedeutete. Wenn es egal war, wessen Zunge es war, welche Bedeutung hatte dann er in meinem Leben? Das Eigenartige war, dass er dadurch nicht von mir wegrückte. Ich hatte sogar das Gefühl, dass er mir näherkam.

»Vielleicht kommt all das Gelernte ohnedies irgendwann einmal aus der Mode, und dann hätten wir einfach Pech gehabt, wenn wir unser Leben damit vergeudet hätten«, sagte ich.

Bernhard schwieg.

»Lass uns unsere Zeit nützen«, sagte ich.

»Du bist so nachdenklich heute«, sagte Bernhard.

»Lass sie uns nutzen«, sagte ich. »Wir bleiben nicht ewig jung.«

Bernhard lächelte. Dabei war es eigentlich kein Witz, für keinen von uns. Wir fühlten uns in dem Moment wirklich jung.

Ich machte mich an diesem Tag mit einer Sorgfalt zurecht, mit der ich mich als junge Frau auf ein erstes Rendezvous vorbereitet hätte, auch wenn ich damals andere Maßnahmen getroffen hätte. Ich rasierte mir die Beine, die Achselhöhlen, die Intimzone. Ich zupfte mir die Augenbrauen und die Barthärchen. Ich badete in meinem Lieblingsöl und cremte mich ein. Danach roch ich wie die pure Verführung.

Bernhard schnupperte. »Haben wir heute etwas vor?«

»Ich weiß nicht. Haben wir?«

»Mir fällt nichts ein«, sagte Bernhard.

»Dann haben wir wohl nichts vor.«

»Irgendetwas ist doch«, sagte er.

»Du musst nicht alles wissen«, sagte ich.

Er würde es nicht verstehen. Oder vielleicht doch. Jedenfalls wollte ich das für mich alleine haben. Dieses Üben. Die Vorstellung, mich für einen Abend zu viert vorzubereiten. Für mich so zu tun, als wäre es so weit. Zu sehen, was es mit mir machte. Gedrängt von dem Gedanken, dass wir nicht immer jung sein würden. Was bedeutete: Wir würden nicht immer da sein.

Was gab es für uns, worauf es sich zu warten lohnte? Ich wollte wissen, was noch alles möglich war. Was noch alles in mir schlummerte. Ich wollte das Leben erforschen, solange es ging. Jetzt ging es also um Partnertausch. Jeder Mensch hatte seine nächste Hürde, und die Hürde eines Menschen sah für einen anderen bisweilen vielleicht geradezu lächerlich aus. Doch das war sie eben, meine nächste Hürde. Ich musste die Dinge einmal in meiner Fantasie erproben, ehe ich sie Wirklichkeit werden lassen konnte.

Gleichzeitig ging mir ein ganz anderer merkwürdiger Gedanke durch den Kopf. Ich erlebte gerade meine sexuelle Befreiung. Sie brachte Bernhard und mich einander noch näher. Unser Leben war aufregend geworden. Abenteuerlich auf gewisse Weise. Ich fühlte mich sogar sicher dabei. Bernhard machte meistens den nächsten Vorstoß, und ich konnte mich ein bisschen zieren und dabei das Terrain für mich sondieren. Doch wenn wir die sexuelle Befreiung einfach ausgelassen hätten, dachte ich, was wäre dann gewesen? Wenn uns gar nicht richtig aufgefallen wäre, dass wir etwas versäumten? Das Leben wäre trotzdem schön gewesen, zumindest kam es mir in diesem Moment so vor.

Bernhard

Es gibt alte Menschen, die es ständig eilig haben, weil sie unter dem Schwinden ihrer Restlebenszeit leiden, und die dabei ihr Leben verhudelten. Magda hatte in den vergangenen Monaten zwischendurch auch so geklungen, aber ich war sicher, dass sich das wieder legen würde. Ich sah das jedenfalls anders. Wir waren alt. Wir hatten es lange genug eilig gehabt. Jetzt nahmen wir uns das Recht, uns Zeit zu lassen. Selbst wenn es um die Erfüllung unserer eigenen Wünsche ging. Schon weil Wünsche in unserem Alter nicht mehr so brennen können wie bei jüngeren Menschen.

Die Zeit aufzuhalten, das funktionierte ohnedies nicht. Es war Januar, und wir waren gerade in unserem Haus in Teneriffa angekommen, was mich daran erinnerte, dass der Anfang unseres neuen Liebeslebens bereits mehr als zwei Jahre zurücklag. Die Zeit, die wir uns ließen, verging wirklich unheimlich schnell. Im Grunde konnte ich jeden älteren Menschen verstehen, der mit dem Schwinden seiner Restlebenszeit haderte, sogar jeden noch halbwegs jungen. Ich tat es trotzdem nicht. Weil es einfach keinen Sinn hatte.

»Erinnerst du dich noch, mein Schatz?«, sagte ich, während wir auf unserer Terrasse frühstückten. »Am Anfang hast du dir noch fast auf die Zunge gebissen, wenn du das Wort ‚Penis' zu sagen hattest.«

»Du warst nie so gehemmt«, sagte sie. »Dafür habe ich dich oft beneidet.«

»Das lag an unserer Rollenverteilung. Aber wenn du wüsstest …« Ich schenkte mir Kaffee nach.

»Erzählst du mir jetzt ein Geheimnis?«

»Ich glaube schon.«

»Oh, Bernhard, bitte nicht schon wieder eines, über das ich die nächsten zehn Wochen nachdenken muss.«

»Wann hast du je über eines meiner Geheimnisse zehn Wochen lang nachgedacht?«

»Über das mit Kurt. Dass er dir einen geblasen hat.«

»Kurt ist ein gutes Stichwort«, sagte ich.

»Oh Gott«, sagte sie.

»Es wird nicht schlimm. Nur weil wir von Hemmungen gesprochen haben. Kurt war definitiv ungehemmter, als ich es je sein werde.«

»Was du meiner Meinung nach ja ausführlich geschildert hast«, sagte Magda.

Das erste Frühstück nach unserer Ankunft auf Teneriffa war immer etwas Besonderes. Das Vertraute war wieder neu. Das war das Schöne an zwei Wohnsitzen. Man freut sich bei jedem, wenn man ankommt.

»Trotzdem, hör zu«, sagte ich. »Nach dem Doppelvaginal-Ding brauchte Kurt eine kurze Verschnaufpause. Aber es dauerte nicht lange, da hatte er wieder eine brauchbare Erektion. Er bat Raphaela, ihm einen zu blasen. Weißt du, was sie geantwortet hat?«

»Blas ihn dir selber.«

Ich riss die Augen auf. Sie hatte das einfach so hingesagt und sah mich unschuldig an. Doch das war es gar nicht, was mich so sehr überraschte. Ich hatte mich schon daran gewöhnt, dass sie sich in diesen Dingen verändert hatte. Was mich so sehr überraschte, war etwas anderes. »Genau das hat Raphaela zu Kurt gesagt«, sagte ich. »Blas ihn dir selber. Und weißt du was? Er hat es getan.«

»Ich bitte dich«, sagte Magda. »Wie soll das gehen?«

»Kurt nahm ein Kopfkissen und stopfte es sich in den Rücken. Dann winkelte er die Beine an und zog sie gleichzeitig zu sich.

Über den Kopf. Er war gut trainiert, das schon. Aber dass er so beweglich war, hatte ich ihm nicht angesehen. Am Schluss lagen seine Knie auf der Brust. Er war eine menschliche Kugel. Sah aus wie fortgeschrittenes Yoga.«

Magda lauschte gebannt.

»Raphaela schien die Prozedur zu kennen«, fuhr ich fort. »Sie assistierte ihm. Schob ihm ein weiteres Kissen unter den Hintern. Drückte mit beiden Armen gegen die Unterseite seiner Oberschenkel. Bis er mit den Lippen seine Eichel erwischte. Ich dachte, ich sehe nicht recht. Er nahm sie in den Mund. Saugte dran. Recht viel weiter als bis zur Eichel kam er nicht. Aber ehrlich, Magda, er hat sich selbst einen geblasen. Ich habe es gesehen.«

»Das hat er aber nicht zum Vergnügen gemacht«, sagte Magda. »Das war Show, oder?«

»Er hat die Sache durchgezogen. War geil auf sich selber. Innerhalb von ein paar Minuten war er so weit. Er ist gekommen. In seinen eigenen Mund. Und das mit einer Leidenschaft. Ich sage dir. Es war unfassbar. Dann hat er seine Beine wieder aufs Bett gelegt. An den Knöcheln überkreuzt. Ganz gemütlich. Als ob nichts gewesen wäre.«

»Würde ich dich nicht kennen, würde ich dir kein Wort glauben.«

Ich zuckte mit den Schultern. »Ein Selbstversorger, sozusagen.«

»Hast du noch mehr Geheimnisse?«, fragte Magda.

»Das war jetzt wirklich das allerletzte.«

»Gott sei Dank.«

»Du bist bloß von der Reise erschöpft«, sagte ich und küsste ihn auf die Wange, so geschwisterlich wie möglich, um ihn nicht noch mehr unter Druck zu setzen. »Ich kann dir jedenfalls sagen, ich habe kein Problem damit.«

»Das freut mich«, sagte er. »Ich schon.«

»Das passiert doch jedem Mann einmal.«

Er schaute zum Schlafzimmerfenster hinaus. »Seit mehr als zwei Jahren haben wir ein Liebesleben, als wäre ich 30«, sagte Bernhard nachdenklich. »Bin ich aber nicht. Ich bin zeitweise erschöpft. Ziemlich erschöpft. Das ist so, wenn man ein Mann ist. Du bist eine Frau. Du bist meist in einer erotischen Grundstimmung. Leicht erregbar. Sehr leicht. Stell dir einmal vor, es passiert in Wirklichkeit. Was wir uns so ausdenken. Worüber wir reden. Dann muss ich erst recht wie 30 sein. Oder wie 20. Weißt du, dass Männer ab ungefähr 20 abbauen? In dem Alter haben sie die höchste Leistungsfähigkeit. Ich bin fast ein halbes Jahrhundert darüber. Vielleicht kommst du immer mehr in Schwung, und ich kann auf einmal nicht mehr mit.«

Es war ein sorgenvoller Ausbruch. Ich konnte ihn trotzdem nicht richtig ernst nehmen. Vielleicht weil ich Bernhard immer nur als sehr agilen Mann gekannt hatte. »Ich verstehe deine Sorgen«, sagte ich, »aber ehrlich gesagt habe ich das Gefühl, du steigerst dich in etwas hinein. Ich habe einmal gehört, dass es bei manchen Männern mit 50 vorbei ist und bei anderen nie. Du gehörst dann ja wohl eindeutig zur zweiten Gruppe. Und mach dir keine Sorgen. Ich werde schon nicht zum sexhungrigen Vamp. Ich habe mir vor Kurzem gedacht: Es ist gut, was wir tun, aber unser Leben ist so und so gut. Solange wir uns haben.«

Wir nahmen uns in die Arme. Es war schon merkwürdig. Die Evolutions- und die Hormonforscher konnten die Liebe so wunderbar logisch erklären, dass sie etwas mit Fortpflanzung zu tun hatte, dass sie hormonell gesteuert war, dass sie ein Ablaufdatum hatte und irgendwann zu irgendetwas wurde, das jedenfalls keine richtige Liebe mehr war. Doch bei uns war das anders.

Ich liebte diesen Mann. Ich liebte ihn mehr denn je. Es hatte auch damit zu tun, dass er so abenteuerlustig war. Immer etwas Neues entdecken wollte. Egal, ob bei Reisen oder im Bett. Es hatte nichts damit zu tun, dass ich jetzt sexuell leichter stimulierbar war als vielleicht noch vor ein paar Jahren. Gar nichts.

»In Wirklichkeit weiß man gar nicht so viel über Hormone«, sagte ich. »Ich habe vor Kurzem eine Reportage gesehen ...«

»... auf einem Boulevardsender ...«

Wir hielten uns noch immer in den Armen, und ich spürte, wie sein Körper bebte. Er lachte. Ich merkte zuerst gar nicht, dass ich auch lachte.

Danach kam für zwei Wochen unser Sohn Simon zu Besuch. Er hatte seinen eigenen Raum im Haus, in dem er nicht hätte hören können, was wir im Schlafzimmer taten, doch die ganze Stimmung war anders. Familienstimmung. Gute Stimmung. Er plante zu heiraten. Er ging auf die fünfzig zu, aber für uns war er immer noch jung, und wir freuten uns mit ihm. Seine Hochzeit würde mit unserer goldenen Hochzeit zusammenfallen.

Als er abgereist war, fingen wir wieder mit unserem Lieblingszeitvertreib an: Ausschau zu halten nach Gleichgesinnten. Wir saßen zum Beispiel am Strand, an jenem unserer Lieblingsplätze, an dem wir eine gute Aussicht hatten. Wie in der ersten Reihe Parkett saßen wir da und beobachteten Menschen. Nicht um ernsthaft hier mit jemandem in Kontakt zu treten. Damit wären wir vermutlich in ganz Teneriffa und womöglich darüber hinaus bekannt geworden: Rentnerpaar fragt am Strand nach Partnertausch. Es war nur unser altes Spiel. Wir wärmten uns damit für einen neuen Anlauf in der Wirklichkeit auf.

Dabei lief es wie immer.

Zu dick.

Zu dünn.

Zu ungelenk.

Zu große Nase.

Zu kleine Augen.

»Wenn uns jemand zuhört«, sagte ich, »hält er uns bestimmt für durchgeknallte Schnösel.«

»Ich fürchte, wir sind durchgeknallte Schnösel«, sagte Bernhard. »Zumindest in dieser Beziehung.«

»Es tut gut, über das Äußere anderer zu meckern«, sagte ich. »Man macht sich damit selbst zum Maß der Dinge.«

In dem Moment zog eine braun gebrannte Elfe im Laufschritt an uns vorbei. Ein unglaublich schönes Wesen. Gleich dahinter folgte das männliche Pendant.

Ich stieß Bernhard an. »Lauf ihnen nach«, sagte ich.

Er hätte es beinahe getan. »Da gehen sie hin«, sagte er.

Wir sahen ihnen nach, bis uns eine aus der gleichen Richtung auf uns zukommende Frau auffiel. Sehr ansehnlich, zumindest von hier aus.

»Die kenne ich doch«, sagte Bernhard. »Das ist die Apothekerin. Die neue.«

Ich strengte meine Augen an, irgendwie kam sie auch mir bekannt vor. »Ich kenn sie auch«, sagte ich. »Aber nicht aus der Apotheke.« Ich wartete, bis sie nahe genug war. »Die kennen wir aus dem Swingerklub.«

Sie war jetzt nur noch fünf Meter entfernt. Lächelte uns an. Grüßte freundlich. Wir grüßten freundlich zurück. »Sie hat uns auch erkannt. Gott, ist das peinlich«, sagte ich.

Bernhard entspannte sich neben mir. »Blödsinn«, sagte er. »Was soll daran peinlich sein?«

»Du hast recht«, sagte ich. »Daran ist gar nichts Peinliches.« Ich machte eine Pause. »Ich habe übrigens eine weitere Bedingung.«

»Wofür?«

»Für unseren Partnertausch.«

Er seufzte.

»Du darfst sie nicht küssen.«

»Geküsst wird ohnehin nicht, glaube ich«, sagte er.

Wir gingen zum Wasser hinunter und breiteten unsere Sachen aus. Kaum hatte sich Bernhard zurückgelehnt, schlief er ein. Ich betrachtete ihn lange und genau. Dabei wurde mir bewusst, dass er in den vergangenen Wochen oft eindöste und bei unseren Gesprächen manchmal nicht ganz da war.

Von da an umsorgte ich ihn noch mehr, ließ ihn schlafen, wann immer er wollte, und kaufte öfter, als ich es sonst getan hätte, Austern, weil sie angeblich der Leistungssteigerung dienten. Nach weiteren zwei Wochen, in denen er immer träger wurde, wechselte ich die Taktik. Ich ging zum Angriff über.

Ich servierte ihm ein deftiges Wiener Schnitzel, das auf den Kanaren gar nicht so einfach zu bekommen war, und als er es, lustlos, aber vollständig, verspeist hatte, baute ich mich vor ihm auf. »Ich will Sex«, sagte ich. »In drei Minuten im Schlafzimmer.«

Ich ging hinauf, zog mich aus, legte mich aufs Bett und fixierte den Wecker auf dem Nachtkästchen. Zwei Minuten, zweieinhalb Minuten, drei Minuten, dreieinhalb Minuten. Die Schlafzimmertür schwang auf. »Dir ist hoffentlich klar, dass dein ungebührliches Verhalten Folgen hat«, sagte er. Er griff nach der Gerte.

Mein Bernhard war wieder da.

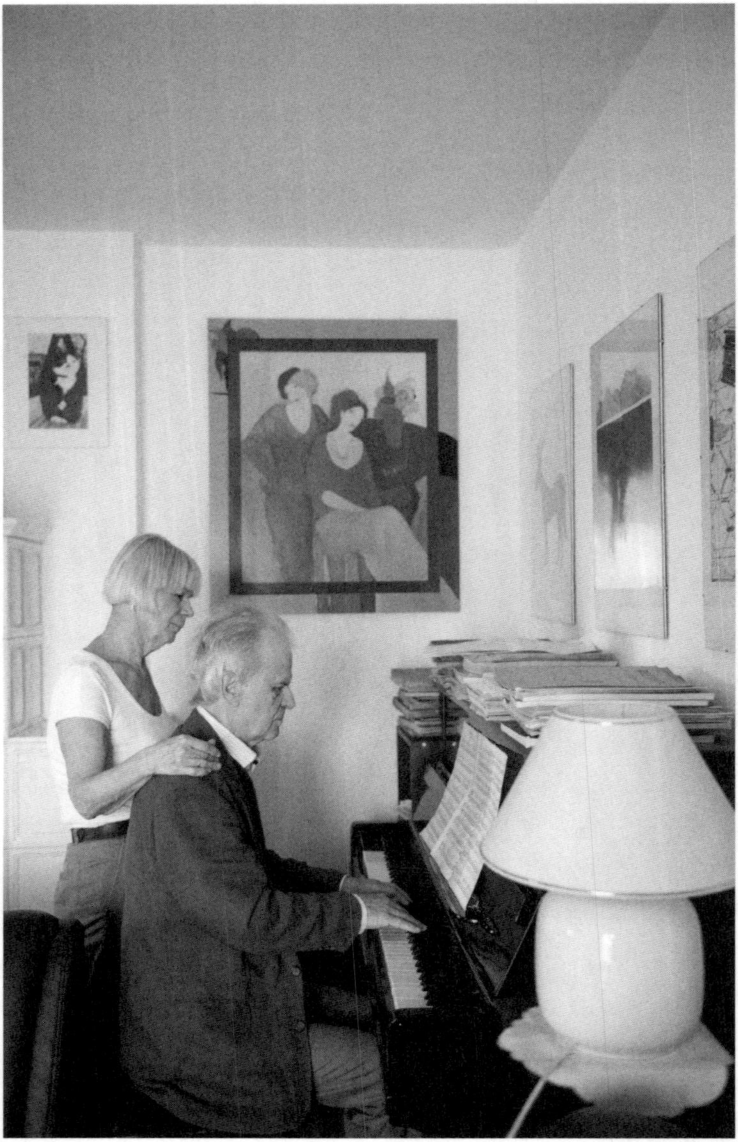

Bernhard

Die Gerte lag noch in unserem Bett, als ich Magda ganz zart in die Arme nahm. Ich spürte eine Innigkeit, die mir fast den Atem raubte. Der Tag war etwas verhangen, die Wolken sahen nicht aus, als wären sie nur auf der Durchreise. Magda kuschelte sich an mich, als wolle sie sich mir ganz und gar schenken. »Komisch«, sagte ich.

»Was denn?«

»Diese Innigkeit.«

»Wieso komisch?«

»Man glaubt immer, die Voraussetzung für ein erfülltes Sexualleben ist die Innigkeit. Und nur, wenn man innig verbunden ist, rafft man sich auf. Schläft wieder miteinander. Kurbelt den Sex wieder an. Zuerst Innigkeit, dann Sex. Was für ein Schwachsinn. Darauf warten alle vergeblich. Es läuft genau umgekehrt.«

Ich spürte an der Bewegung von Magdas Haaren an meiner Brust, dass sie nickte. »Sex erzeugt Harmonie, nicht umgekehrt«, sagte sie. »Gut, dass du unser Liebesleben wieder in Schwung gebracht hast.«

»Du warst doch die mit der Reportage.«

»Das hätte nicht gereicht. Du warst der mit allem anderen.«

»Gut, dass alles so kam, wie es gekommen ist«, sagte ich.

»Wir haben früher auch ein wenig nebeneinanderher gelebt«, sagte Magda.

»Es ist eine herrliche Zeit, die hinter uns liegt«, sagte ich.

»Ja, das stimmt.«

»Und es ist erst der Anfang.«

Es war schon seltsam. Wir taten Dinge, die sich für mich ein Leben lang verboten angefühlt hatten. Und dennoch hatten wir alles. Freude, Lachen, Harmonie, Alltag, Höhepunkte, Gleichklang, herrliche Tage. Was wir noch nicht hatten, war entweder nicht wichtig genug, oder wir würden es noch bekommen. Das Leben war leicht, immer und überall. Es war nicht die Leichtigkeit der Jugend. Wir hatten eine andere Leichtigkeit entdeckt. Die Leichtigkeit des Alters.

Im Swingerklub von Teneriffa blieben wir weiterhin für uns und machten uns dort ab und zu einen Abend zu zweit. Manchmal sah uns jemand zu, manchmal nicht. Doch wir schienen immer mehr Lockerheit auszustrahlen. Andere Gäste sprachen mich an, machten mir Komplimente, meistens über meine Haare. Farbe und Schnitt, wie gut mir das stehe. Ich konnte mir nicht erklären, warum ein ganz normaler Bubikopf so viel Aufsehen erregte.

Einmal saß ich allein an der Theke, während Bernhard in den oberen Räumen einen Rundgang machte. Ich unterhielt mich gerade mit der neuen Kellnerin darüber, was aus ihrer Vorgängerin Britta geworden war. Eines Tages wäre sie einfach weg gewesen, erzählte sie mir, und niemand wisse so genau, warum. Sorgen brauchte ich mir allerdings keine zu machen. Allgemein würde eher ein romantischer als ein bedenklicher Grund für ihre Abreise vermutet.

»Hoffentlich hast du recht«, sagte ich, als sich ein Paar zu mir setzte. Die beiden stellten sich als Ludwig und Miriam vor. Während Miriam über meine Haare redete, fiel mir auf, dass die zwei nicht nur nett, sondern auch ansehnlich waren. Ich war aufgeregt und gespannt, was Bernhard sagen würde. Konnte es sein, dass ich gerade mit dem Paar für unseren ersten Partnertausch plauderte? Doch als Bernhard zurückkam, verebbte das Gespräch. Wenig später verabschiedeten sich Miriam und Ludwig und gingen ohne uns nach hinten.

»Gut gemacht«, sagte ich. Ich klopfte mir auf die Schulter. »Die habe ich ja mit links vertrieben.«

Magda lachte. »Da findet sich endlich ein Paar, das nicht zu klein, zu groß, zu wabbelig, zu durchtrainiert und so weiter ist, das keine Warze, keine O-Beine, ja nicht einmal ein Tattoo hat, und du schlägst sie in die Flucht.«

Wir machten uns auf den Heimweg. Es war eine warme Nacht, unsere Zeit auf Teneriffa neigte sich wieder einmal dem Ende zu. Daheim stellten wir uns auf die Terrasse und schauten dorthin, wo das Firmament im Meer versank. Jeder hing seinen Gedanken nach. Ein leichter Wind umschmeichelte uns. Wir lehnten uns aneinander. Standen nur so da. Ohne dass wir auf die Zeit achteten. Ich war sicher, dass Magda das Gleiche dachte wie ich. Nur ein Wort.

Danke.

Ohne viel zu reden, gingen wir ins Bett. Trotz der Hitze drängten wir uns aneinander. Wollten einander spüren. Haut an Haut. Bauch an Rücken. Ich erinnerte mich an früher. Als wir frisch verliebt gewesen waren. An das Gefühl, dass ich in sie hätte hineinkriechen können. Gar nicht sexuell gemeint. Einfach, weil wir eins waren. Es ging nur darum. Ineinander zu sein.

Ich schlief durch bis zum Morgen. Als wir aufwachten, lagen wir immer noch in derselben Stellung da. Magda merkte, dass ich wach war. Sie drehte sich zu mir um. Ich küsste ihr den Schlaf aus den Augen. »Hast du es mitgekriegt?«, fragte sie.

»Was denn?«, fragte ich. »Ich habe geschlafen wie ein Baby.«

»Ich nicht«, sagte Magda.

»Das tut mir leid.«

»Das braucht dir nicht leidzutun. Im Gegenteil, du kannst

dich für mich freuen.« Sie rückte im Bett ein Stück nach oben. »Mitten in der Nacht wurde ich wach, und bevor ich noch ganz da war, hatte ich einen wunderbaren Höhepunkt. Einfach so. Ohne zu wissen, warum.«

»Vielleicht bist du wieder hinuntergegangen und hast dir den Dildo aus der Lade geholt.«

»Nichts dergleichen.« Sie strahlte mich an. »Aber es war sagenhaft. Das möchte ich noch einmal erleben.«

»Da kann ich dir leider nicht helfen«, sagte ich. »Ich weiß nicht, woher dieser Zauber kam.«

»Denkst du, dass eine Frau aus dem bloßen Gefühl von Liebe heraus einen Höhepunkt haben kann?«, fragte sie. »Das wäre sehr romantisch.«

»Es kommt darauf an«, sagte ich.

»Worauf?«

»Wie viel Sex in der Luft liegt.«

»Ist dir das auch schon passiert?«

Ich nickte. »Bei Männern ist das normal. Manchmal wacht man gar nicht auf. Manchmal schon. Knapp vor dem Höhepunkt. Ich nehme an, das ist bei dir dasselbe.«

»Es war ein toller Höhepunkt«, sagte sie. Ein Schauer der Erinnerung durchlief sie. »Der beste, den ich je hatte.«

»Der beste, den du je hattest? Langsam finde ich es ungerecht. Ihr Frauen seid bevorzugt. Mit euren multiplen Endlos-Höhepunkten. Von denen immer der nächste der bisher beste ist.«

»Nachdem, was ich so mitkriege, sind deine Höhepunkte auch nicht schlecht.«

»Schlecht nicht«, sagte ich. »Sie sind gut. Manchmal besser. Aber ich habe nicht alle paar Wochen den Höhepunkt des Jahrhunderts. So wie du.«

»Da kann ich dir auch nicht helfen.«

Ich sah sie an. »Doch«, sagte ich. »Vielleicht kannst du mir helfen.« Ich stand auf.

»Wohin gehst du?«

»Ich hole etwas.«

Magda lachte. »Das wird bestimmt unromantisch«, sagte sie.

Er lief nach unten und war zwei Minuten später wieder da, die Hände hinter dem Rücken.

»Was hast du denn da?«, fragte ich.

Er zog einen unserer Dildos hervor, den kleinen rosafarbenen. »Verwechselst du da vielleicht etwas?«, fragte ich.

Er schüttelte den Kopf.

Jetzt erst verstand ich. Ich war inzwischen offen für vieles, solange ich die Sicherheit hatte, jederzeit damit aufhören zu können. »Okay«, sagte ich, »probieren wir es.«

Bernhard fing vorsichtig an. Missionarsstellung. Damit ich mich an den Gedanken gewöhnen konnte. Zwei Penisse. Seiner und einer ohne Mensch dran.

In der Missionarsstellung funktionierte es nicht. Der Winkel passte nicht. Der Dildo drückte zu stark auf Bernhards Penis.

»Ich weiß, wie es geht«, sagte ich.

Wir mussten lachen. Wir benahmen uns, als hätten wir in irgendeinem Fitnesskurs die Hausaufgabe doppelvaginal bekommen. »Konzentriere dich, Magda«, sagte Bernhard.

Wir versuchten es in meiner Lieblingsstellung, er flach auf dem Rücken, ich auf ihm.

Irgendwie kriegten wir es hin, dass Bernhards Penis und der Dildo in mir steckten, ohne dass jemandem etwas wehtat. Das war es aber auch schon an Erfolgserlebnissen. Es war etwas anstrengend. Eine Weile bemühte ich mich. Dann stieg ich ab. »Das Plastikding und ich können Kurt und Raphaela scheinbar nicht ganz ersetzen«, sagte ich.

»Den Versuch war es wert«, sagte Bernhard.

»Wir sollten jetzt vielleicht doch langsam zu der Version mit lebenden Objekten übergehen«, sagte ich.

»Schon«, sagte Bernhard. »Bloß versuchen wir das nun schon recht lange. Vielleicht ein bisschen zu halbherzig, aber es scheint nichts dabei herauszukommen.«

»Wir könnten unsere Vorgangsweise leicht verändern«, sagte ich.

»Hast du eine Idee?«

»Wir könnten einfach jemanden bezahlen«, sagte ich. »Dann können wir auswählen und bestimmen, was geschieht.«

Bernhard sah mich mit gerunzelter Stirn an. »Warum eigentlich nicht?«, meinte er.

»Sobald wir zurück in Wien sind«, sagte ich.

»Einverstanden«, sagte er.

Sonderlich endgültig klang das nicht.

Eigentlich ist es doch ganz einfach, dachte ich während unseres Rückfluges. Wir buchen einen Lustknaben, und wenn er eine Freundin hat, umso besser.

Bernhard sah die Seite einer Agentur durch, die laut Eigendefinition Escort-Service anbot. Er prüfte die Angebote für männliche Begleiter und traf eine Vorauswahl. Die fünf seiner Meinung nach interessantesten Männer zeigte er mir.

Wir einigten uns auf einen jungen Mann, der interessant aussah. Er hatte blonde Haare, aber braune Augen, weshalb entweder die Haarfarbe oder die Augenfarbe falsch sein musste, aber darauf kam es nicht an. Er wirkte intelligent und seltsam lebenserfahren, obwohl er halb so alt wie unser Sohn war. Bernhard rief bei der Agentur an und buchte ihn. Er hieß Ben. Als Beruf stand »Model« in der dafür vorgesehenen Zeile.

Ich war weniger nervös, als ich gedacht hatte. Kein duftendes Ölbad diesmal wie bei dem Testlauf für mich allein. Vielleicht weil ich kein Lampenfieber hatte. Vielleicht auch weil keine zweite, jüngere Frau dabei war, gegen die ich bestehen musste. Einen 25 Jahre alten Burschen würde ich im Griff haben.

Ich stellte es mir so vor, wie zum Masseur zu gehen, nur etwas intimer. In asiatischen Ferienorten gab es Paarmassagen. Beide lagen in einem Raum, während sie massiert wurden. Diese Dinge gingen mir durch den Kopf, als es an der Tür unseres Hauses läutete. Ich setzte mich ein wenig auf, schloss die Knie und legte die Hände darauf.

Draußen hörte ich Stimmen. Die von Bernhard und die eines Mannes. Bernhards Stimme war deutlicher und lauter. Die des Mannes klang nicht nach 25 Jahren. Sie klang älter. Er murmelte. Ich verstand nicht, was er sagte. Ich konnte auch nicht verstehen, was Bernhard sagte. Dafür hörte ich ein weiteres Mal die Tür. Was jetzt? Hatte Ben eine Freundin mitgebracht, obwohl das eigentlich nicht besprochen war?

Als Bernhard allein ins Wohnzimmer zurückkam, wusste ich, dass unsere Fantasien ein weiteres Mal nur Fantasien bleiben würden. Ich hätte lachen können, ließ es mir aber nicht anmerken. So ernst, wie Bernhard alle Dinge nahm, die er plante und tat, hätte er vermutlich kein Verständnis dafür gehabt. »Was war?«, fragte ich, als er sich neben mich auf das Sofa fallen ließ.

»Ich wollte ihn dir gar nicht zeigen. Er hätte dir nicht gefallen. Ich habe ihm ein Abschlagshonorar bezahlt«, sagte Bernhard.

Ich lief zum Fenster und sah Ben noch. Er stieg draußen in ein rotes Auto. Es war bloß nicht der Ben aus dem Internet. Er sah aus wie jemand, der uns eine Pizza gebracht hatte. Pizzaboten konnten sicher auch gut aussehen, aber sie sahen nicht wie Callboys aus, die im Hauptberuf als Model arbeiteten. Ben war etwas untersetzt. Lederjacke. Schwarze glatte Haare, die dicht am Kopf lagen. »Du hast recht gehabt«, sagte ich zu Bernhard.

»Wenn der ein Model ist, bewerbe ich mich als männliche Hauptrolle für die nächste Hollywood-Romanze«, sagte er. »Und wenn er 25 ist, feiern wir nächstes Jahr unseren Vierziger. Dann die Haare. Hast du gesehen, dass er einen Zopf hatte, und einen etwas fettigen noch dazu? Bei etwas schwabbeligen Männern wirkt sich so ein Zopf besonders ungünstig aus. Was denken die sich von der Agentur eigentlich?«

»Was hat er gesagt?«

»Ich habe es sofort gewusst, als ich die Tür öffnete. Wir haben einen Blick ausgetauscht und brauchten nichts zu sagen.«

»Ich habe euch sprechen gehört.«

Bernhard hatte ihm gesagt, dass in der Vereinbarung etwas von einem Abschlagshonorar in Höhe von 50 Euro stehe, und dass er das in Anspruch nehmen wolle. Ben, der offensichtlich nicht der Ben aus dem Internet war, hatte gemurrt, dass er dann wohl besser eins der anderen Angebote angenommen hätte. »Was sollte er auch sagen?!«, sagte Bernhard. »Der Mann kann ja nichts für sein Äußeres. Die Agentur macht ihn zum Opfer der falschen Erwartungshaltungen, die sie weckt.«

Wie kann es eigentlich sein, dass wir es nicht einmal schafften, einen einigermaßen brauchbaren Callboy ins Haus zu holen? Das dachte ich. Die Lösung musste darin bestehen, es nicht über eine Agentur zu versuchen. Wenn ich so einen Callboy am Telefon hatte, konnte ich ihn einfach fragen: Ist das Foto echt? Sind Sie das? Ich konnte sagen: Wenn Sie das nicht sind, gibt es auch kein Abschlagshonorar. Damit das klar ist.

Jetzt nahm ich die Sache in die Hand. So fand ich Patrick. »Hallo, Patrick«, sagte ich am Telefon zu ihm. »Ich habe deine Nummer im Internet gefunden. Hier ist Lisa.« Lisa und Theo, das waren die Namen, die wir uns für die Swingerklubs ausgesucht hatten.

Patrick war auf seinem Foto fast so gut wie der Ben, der dann nicht gekommen war. Aschblond. 28 Jahre alt. Graue Augen statt braune. Student statt Model. »Hallo, Lisa«, sagte er.

Ich fand seine Stimme angenehm. Ich fragte mich, ob das seine Geschäftsstimme war, oder ob er immer so redete. Wenn er immer so redete, war er für diesen Beruf geboren, zumindest stimmlich. Sie war tief und vibrierte. Sie klang natürlich und männlich.

»Wir sind eigentlich zwei«, sagte ich. »Lisa und Theo. Theo ist mein Mann.«

»Ich würde mich freuen, euch beide kennenzulernen«, sagte Patrick.

Professionell ist, richtig gemacht, fast so gut wie von Herzen kommend, dachte ich. Ich bekam von seiner Art der Professionalität jedenfalls eine Gänsehaut. »Wie du vielleicht an meiner Stimme hörst, sind Theo und ich keine 23 mehr«, sagte ich. »Würdest du uns als Kunden trotzdem in Betracht ziehen?«

»Du rufst zum ersten Mal jemanden wie mich an, richtig?«, sagte Patrick. »Ich finde das wundervoll. Neugierde ist immer sexy, das Alter spielt gar keine Rolle.« Er machte eine Pause, die sich wie ein Lächeln anfühlte. »Ach, übrigens«, sagte er. »Es gibt fast nichts, was ich nicht in Betracht ziehe.«

Der Rest war rasch erledigt. Sein Preis war annehmbar. Er erschreckte mich nicht. Er nannte noch seine Bedingungen. Höflich und bestimmt. Auf Wunsch würde er über Nacht bleiben, wobei seiner Erfahrung nach die Kunden anschließend gern allein seien. In diesem Fall käme noch das Taxi dazu.

Er sei in jedem Fall zu bezahlen, auch wenn wir nicht mit ihm zufrieden sein sollten, was er sich allerdings nicht vorstellen könne, jedenfalls wäre in den langen Jahren seiner Berufstätigkeit noch nie ein Kunde mit ihm unzufrieden gewesen.

Lange Jahre? »Das Foto von dir ist echt, und du bist 28«, sagte ich. »Stimmt das?«

»So ist es«, sagte er.

Vielleicht hatte er ja gleich nach dem Stimmbruch angefangen, dachte ich. Und wenn er ein paar Jahre weggemogelt hatte, wäre das auch kein Problem. Andererseits: Jungen Menschen kamen manchmal auch drei oder vier Jahre wie eine lange Zeit vor. Sie wussten noch nicht, dass drei oder vier Jahre in Wirklichkeit gar nichts waren.

Wenn ich die Sache schon in die Hand nahm, dann doch gleich ordentlich, dachte ich, und bisher war doch alles richtig gut gelaufen. »Es würde helfen, wenn du eine weibliche Begleitung mitbringen könntest«, sagte ich. Ich fand, dass ich auch ziemlich professionell klang. »Hast du da Möglichkeiten?«

Er habe eine Partnerin, sagte er, die sei beim ersten Treffen im Preis inbegriffen. Allerdings plane sie eine Urlaubsreise. Sie sei noch bis einschließlich 24. April zu haben. »Perfekt«, sagte ich. »Dann nehmen wir den 24. April.«

»Darf ich noch um eure Adresse bitten?«, sagte er.

Als wir das Gespräch beendet hatten, war ich gut gelaunt. Das war ein Kinderspiel gewesen. Jetzt konnte ich in Ruhe die Wäsche waschen.

»Okay, fein«, hörte ich Bernhard am Telefon sagen, als ich mit dem Wäschekorb die Kellerstiege heraufkam. »Ich freue mich.«

»Was ist fein?«, fragte ich ihn, als er den Hörer auflegte.

»Die Bergers kommen«, sagte er.

»Was, heute?«

»Natürlich nicht. Nächste Woche. Am 24.«

»Was?«

»Gib her«, sagte er und nahm mir den Korb ab. »Du kriegst ja gar keine Luft.«

Die Bergers waren in terminlichen Dingen nicht besonders flexibel. Wenn wir etwas vereinbart hatten, konnten wir das schwer wieder ändern. Ich wollte Bernhard auch nicht quasi zwischen Tür und Angel mit unserem bevorstehenden Termin überfallen. Inzwischen hatten wir tatsächlich schon Jahre über so ein Treffen gesprochen. Dass es jetzt so weit war, fühlte sich für mich zwar nicht mehr sehr besonders an, dennoch wollte ich es entsprechend inszenieren.

Den Termin mit Patrick und seiner Partnerin hätte ich auch vorverlegen können, aber erstens wollte ich das nicht, weil es so unentschlossen gewirkt hätte, und zweitens hatte ich mir schon für den Tag davor einen Termin beim Friseur ausgemacht, der für ein Treffen mit den Bergers nicht unbedingt nötig gewesen wäre.

Ich ging in den Garten, um die Wäsche aufzuhängen. Wie war das mit dem Wunsch ans Universum? Die Bergers glaubten so fest daran. Also, Universum, dachte ich, während ich meine Spitzenunterwäsche an der Wäscheleine festmachte, mach etwas, dass der 24. April doch noch Bernhards und mein persönlicher St. Patrick's Day werden konnte.

Kaum war ich wieder im Haus, rief Bernhard von oben herunter. »Die Bergers können doch nicht am 24. Randolf hat sich im Kalender vertan. Es wird der 26., wenn es dir passt.«

Unglaublich, dachte ich. Und so schnell. Vielleicht sollte ich mir noch mehr wünschen. Liebes Universum, dachte ich, bitte mach, dass Bernhards und mein St. Patrick's Day ein Feiertag wird.

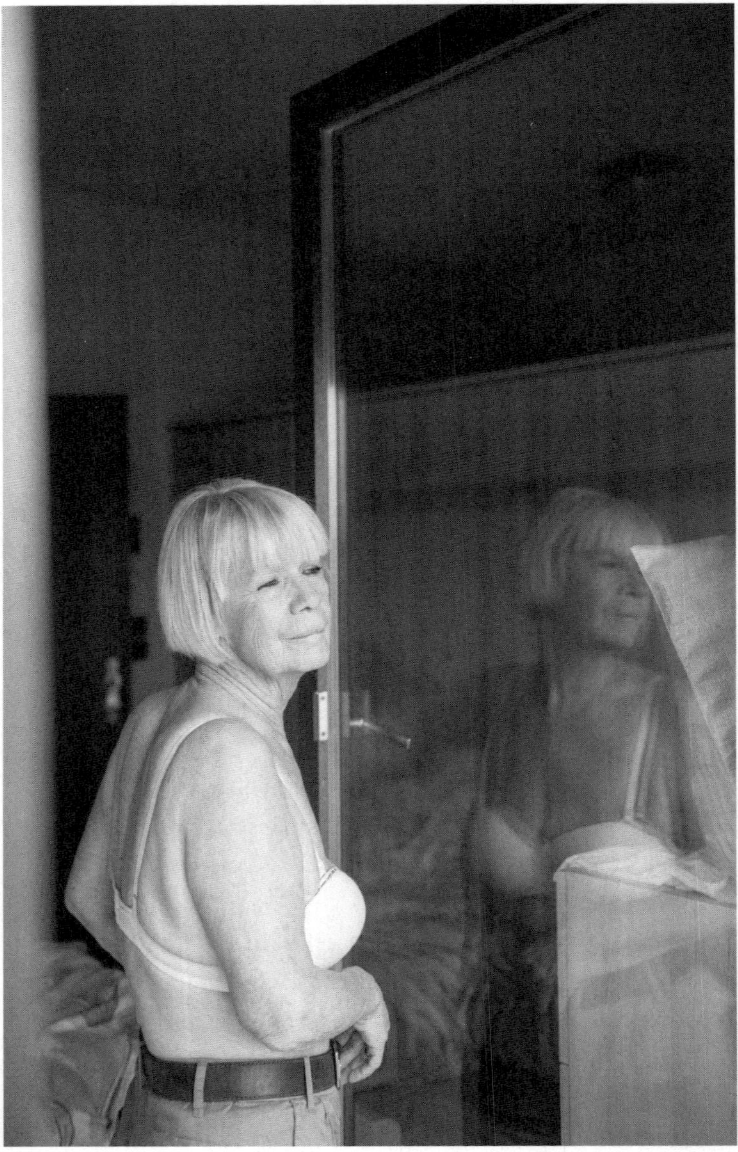

Bernhard

Wir hatten den ganzen Tag nichts unternommen. Magda war etwas schweigsam und zurückgezogen gewesen. Ich hatte sie die ganze Zeit fragen wollen, was los war, hatte dann aber doch nie daran gedacht. Ich hatte unseren Wagen vom Reifenwechsel geholt, ein wenig Klavier gespielt, Reisen geplant. Rentnerkram eben.

Jetzt saß ich in dem schwarzen Ledersofa neben unserem Kachelofen. Ich hatte die Füße auf das Tischchen gelegt und las. Ich las in den Geschichtsseiten unserer Wochenzeitung einen Artikel über den venezianischen Dogen Enrico Dandolo, der damals, als die Lebenserwartung noch viel kürzer war als jetzt, erst mit 85 ins Amt gekommen war und dann noch Großes vollbracht hatte.

Als es an der Tür läutete, hob ich den Kopf und sah auf die Uhr. Halb neun. Wer wollte denn um diese Zeit noch etwas von uns? Wer kam um diese Zeit, ohne sich vorher telefonisch anzumelden?

»Mach du auf«, rief Magda aus der Küche.

»Wer ist das?«

Ich ging zur Tür.

»Mach auf, und erschrick nicht«, rief Magda. »Ich wollte es dir die ganze Zeit sagen, aber dann ist irgendwie eine Überraschung daraus geworden.«

»Was?«

Vielleicht doch die Bergers? Das dachte ich, als ich hinter der Glastür die Silhouetten von zwei Menschen sah.

Im nächsten Moment stand ich einem jungen Paar gegenüber. Er mit einem Blumenstrauß in der Hand. Wiesenblumen. Sie verdeckten sein Gesicht. Sie in einem winzigen Sommerkleidchen. Die waren sicher irgendwo in der Nachbarschaft eingeladen und hatten sich in der Tür geirrt. Weiter oben in der Straße waren junge Leute eingezogen. Dass die sich gegenseitig Blumen mitbrachten? Und was hatte Magda gemeint?

»Guten Abend«, sagte der junge Mann. Er hatte eine angenehme Stimme. »Ich hoffe, wir kommen nicht zu früh.«

Mir fiel auf, dass sein Lächeln etwas anzüglich war. Ich kannte diese Art von unmerklicher Anzüglichkeit inzwischen aus den Swingerklubs. Was bedeutete das?

»Du siehst mich an, als hättest du Angst, ich würde gleich dein Haus ausräumen und deine Frau entführen«, sagte er. Mit diesem Lächeln. Damit konnte er sagen, was er wollte. Man wäre ihm nie böse gewesen. Aber warum duzte er mich? Kannten wir uns aus einem Swingerklub, und wenn ja, warum war er jetzt da?

Magda trat zu uns. »Das Haus ausräumen und die Frau entführen?«, sagte sie. »Das hoffe ich doch nicht.« Sie lächelte. Ganz entspannt nahm sie mir die Haustür aus der Hand, die ich immer noch festhielt. Und öffnete sie einladend. »Bitte«, sagte sie, »kommt doch herein.«

Der junge Mann ging an mir vorbei nach drinnen. Die junge Frau hinter ihm her. Er überreichte Magda die Blumen. Sie gab ihr die Hand. Um mich kümmerte sich keiner. Bis Magda uns vorstellte. Patrick. Theo. Lisa. Laura.

Allmählich fügte sich das Bild für mich. Ich warf Magda einen Blick zu. Ich mochte Überraschungen eigentlich nicht. Böse Überraschungen mochte sowieso niemand. Wenn es gute waren, nahmen sie einem die Vorfreude. Ich war trotzdem beeindruckt. Magda, dachte ich. Es war immer ein seltsames Gefühl, wenn ich spürte, wie sehr sie mir in manchen Dingen voraus war.

»Ich muss noch um Entschuldigung dafür bitten, dass Theo ein bisschen verdattert ist«, sagte Magda. »Das Ganze ist eine Überraschung für ihn. Ich habe es mir so gedacht.«

Patrick lachte.

Laura sagte: »Ach, wir sind eine Überraschung, wie schön. Theo, hast du heute Geburtstag?«

Magda bot den beiden bereits Drinks an. Ich räumte meine Zeitung beiseite und sah an mir herunter. Alles so weit in Ordnung. Ich war nicht herausgeputzt, aber mein Aufzug war auch nicht peinlich. Schließlich musste ich auch nicht mit einer Krawatte glänzen, wenn Magda im Internet einen Callboy mit Begleiterin bestellte. »Prost«, sagte ich, stieß mit allen an und nahm einen Schluck von meinem Gin Tonic.

Wir saßen um unseren Couchtisch herum. Unterhielten uns. Ich hatte inzwischen das Finanzielle mit Patrick geregelt. Damit das vom Tisch war, sagte er, als er mich beiseitegenommen hatte. Jetzt saßen wir da und plauderten so locker drauflos wie mit den Bergers. Gut, dass Magda keinen Stundensatz ausgemacht hat, dachte ich.

Denn die beiden ließen sich Zeit. Vor allem ließen sie uns Zeit. Wir plauderten leichthin über das Leben hier am Laarberg im Vergleich zu ihrem Leben in der Stadt. Die jeweiligen Vor- und die Nachteile. Laura war mir im ersten Moment etwas einfältig erschienen, doch ich hatte mich geirrt. Beide wirkten intelligent. Unaufdringlich. Sensibel.

Als Magdas anfängliche Souveränität ein wenig bröckelte, fing Patrick sie auf. Er hatte dabei die richtige Inspiration. Er redete über ihre Frisur. Dass sie toll aussah.

»Willst du nicht mit Laura hinaufgehen und ihr das Haus zeigen?«, fragte ich Magda. »Patrick und ich kommen in ein paar Minuten nach.«

So hatte es mir Patrick empfohlen, als wir das Finanzielle regelten. Sobald er mir einen Blick zuwerfen würde, solle ich die Damen nach oben schicken.

»So, wie ich Lisa einschätze«, sagte Patrick, als die beiden weg waren, »ist es am besten, ich halte mich anfangs zurück.«

»Genau das wollte ich gerade vorschlagen.«

»Ich war schon öfters bei einem Paar, das sich zum ersten Mal ein Herz fasst«, sagte er.

»Merkt man das gleich?«

»Sie hat es mir am Telefon gesagt. Man merkt es aber auch, bei ihr eher als bei dir. Bei dir wäre ich mir gar nicht so sicher.«

»Wir waren schon in Swingerklubs, aber da ist nicht viel gelaufen. Einmal lief hier etwas, aber da waren wir zu dritt. Lisa war nicht dabei.«

Patrick strich sich die aschblonden Haarsträhnen aus dem Gesicht. Er lächelte, offenbar zufrieden darüber, dass er mit seiner Einschätzung richtig gelegen war. Dann deutete er mit dem Kopf zur Treppe. »Wollen wir?«

Magda

Das Schiff hieß *MY Windstar Star Pride,* und für die Passagiere standen ausschließlich Suiten zur Verfügung. Auf 200 Passagiere kamen 160 Mitarbeiter, was ungewöhnlich viele Stewards und anderes Personal für persönliches Service bedeutete. Dabei ging, soweit wir uns informiert hatten, alles ganz locker zu. Die Stewards sprachen die Passagiere mit Namen an, und die Brücke war frei zugänglich. Das Essen war demnach vorzüglich. Auf der Speisekarte standen Hummer, Austern, Angus Beef, Jakobsmuscheln und viele andere Köstlichkeiten für Verwöhnte.

Unsere Reise auf diesem Schiff würde am 26. Juli im Hafen von Barcelona beginnen und am 2. August im Hafen von Civitavecchia enden. Dazwischen würden wir in Häfen anlegen, die auch ambitionierte Kreuzfahrer nicht so oft sahen, wie Alghero auf Sardinien, Porto Vecchio auf Korsika sowie Porto Venere auf dem italienischen Festland. Es würde die Reise zur Feier unseres 50. Hochzeitstages sein, zur Feier unserer goldenen Hochzeit.

Unser eigentlicher Hochzeitstag war der 1. Juli, doch da war es diesmal nicht um uns gegangen, sondern um unseren Sohn. Seine Hochzeit war ausgerechnet auf dieses Datum gefallen, und das hatte nichts damit zu tun gehabt, dass er es angesichts unserer Ehe für ein gutes Datum zum Heiraten hielt. Es habe sich einfach so ergeben, sagte er und entschuldigte sich dafür, dass er uns damit gewissermaßen unseren Festtag stahl.

Wir begingen unsere goldene Hochzeit deshalb zwar adrett gekleidet, aber doch sehr intim und beinahe romantisch. Wir fuhren am Morgen zur Kaasgrabenkirche, in der wir vor all den Jahren, von denen wir gar nicht glauben konnten, dass es wirklich schon 50 waren, geheiratet hatten. Wir wollten zur Frühmesse, um so zu würdigen und zu feiern, was uns beiden das Schicksal mit dem jeweils anderen geschenkt hatte.

Die Kirche war leer. Bernhard vermutete, dass wir uns in der Zeit geirrt hatten, doch das glaubte ich nicht. Es war acht Uhr, und um genau diese Zeit sollte die Messe beginnen. Wir waren etwas verwirrt, besonders, als wir den Pfarrer in Messgewändern aus der Sakristei über die Apsis in einen Raum links des Hauptschiffes huschen sahen. Was war da los?

Als wir auf die Idee kamen, ebenfalls hinüberzugehen, war dort bereits die Messe im Gange. Der Pfarrer hatte sie hinüber verlegt, weil außer uns nur noch ein Besucher da war, ein älterer Herr, der etwas verwirrt wirkte. Wir nahmen nebeneinander in einer der Bänke Platz und hingen unseren Gedanken nach.

Nach der Messe konnten wir nicht anders und gingen zu dem Pfarrer. »Wissen Sie, Herr Pfarrer«, sagte Bernhard zu ihm. »In dieser Kirche haben wir beide vor genau 50 Jahren geheiratet.«

»Na dann, alles Gute«, sagte er und enteilte schon wieder in Richtung der Sakristei.

Der Pfarrer war auch schon ein bisschen älter, also verziehen wir ihm. Der Morgen war für uns trotzdem schön, auf persönliche Weise feierlich.

Als wir uns vor der Kirche küssten und über die geschwungenen Freitreppen vor dem Hauptportal langsam zurück zu unserem Auto gingen, fragte ich mich, was ich mir von der Zukunft wünschte.

Zukunft, das ist ein merkwürdiges Ding, wenn man 70 ist. Zukunft konnte für mich schon noch eine wichtige Sache sein, besonders an den Tagen, an denen ich mich für immer jung fühlte. Sie konnte aber auch ein fragiles Gebilde sein. Sie mochte aus Jahren bestehen, aus Jahrzehnten vielleicht, doch Jahre und Jahr-

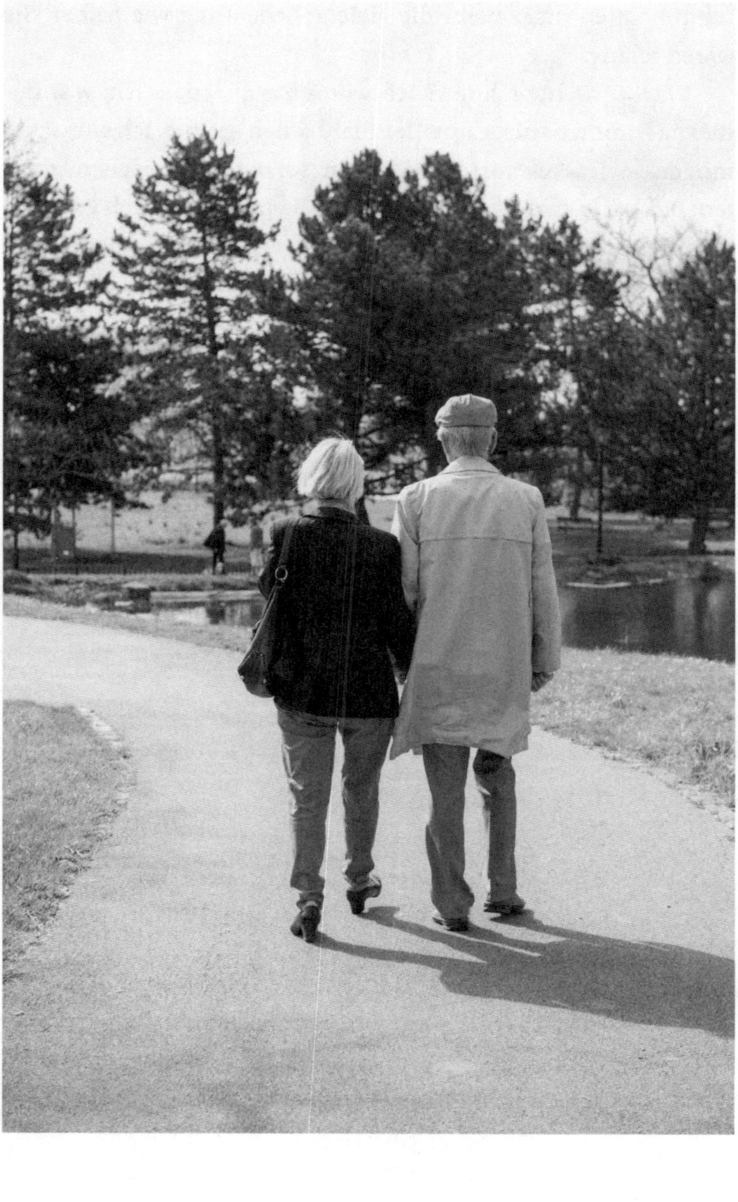

zehnte hatten nicht mehr die gleiche Bedeutung wie früher. Sie waren relativ.

Was wünschte ich mir? Ich wünschte mir, dass ich, was immer da kommen würde, mit Bernhard teilen konnte. Ich wünschte mir, dass wir weiterforschen würden, solange wir forschen konnten, und sei es in der banalen Welt der Swingerklubs. Ich wünschte mir, dass mehr Menschen erkannten, was für eine wundervolle Sache die Lust war, dass sie etwas war, das uns immer blieb, sich immer mit uns entwickelte, sich immer als Quelle für Entdeckungen eignete, wenn wir sie nur achteten und pflegten.

Und sonst? Ach Gott, dachte ich. Es sind gute Tage, an denen einem viele Wünsche einfallen. Es sind auch gute Tage, an denen einem wenige einfallen. Mein Leben war schön.

Bernhard hielt mir die Beifahrertür auf. So stiegen wir ein, ein älteres Ehepaar in eleganten sommerlichen Kleidern, das sich vor Kurzem mit einem Lustknaben und seiner Freundin getroffen hatte.